The Secret Life of

Fat

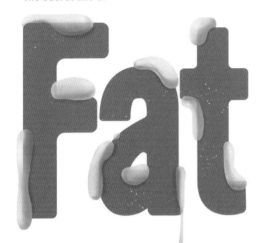

脂肪的祕密生命

最不為人知的器官脂肪
背後的科學與它對身體的影響

Sylvia Tara 席薇亞·塔拉——著　　張馨方——譯

獻給我的父母

推薦序

脂肪不只是你的敵人，也是你的好朋友

健美女大生

「脂肪」兩字，在現代人的生活裡，已經變成像恐怖份子一樣的存在，只要一被提出莫不滿場倒抽一口氣的聲音。近代都市人的生活型態和一個世紀以前比起來有巨大的改變，定型化的工作與工時、居住環境干擾變多、方便但較不營養的食物前所未有地取得便利、制式生活產生的無形壓力……種種因素疊加起來，形塑了一個讓人「越來越難大量活動、越來越容易堆積剩餘熱量」的生活環境，我們的審美觀與飲食觀念也隨之產生巨大的改變。在上一個與上上一個年代，也就是戰後嬰兒潮世代以及日治時代，「白白胖胖真好看」還是多數長輩對晚輩的稱讚，「吃飽沒？」則是親朋好友見面或串門子的招呼用語。我們的父母輩與祖父母輩大概從來也沒有想過，短短的幾十年間，「胖」與「脂肪」居然幾乎成了人人避之惟恐不及的詞語。

將鏡頭拉回現實。也許「脂肪」兩字，在這樣的時代背景下，的確多半是以像電影中的壞人角色登場，趕盡殺絕也可能是某些時候的正解。然而，這卻讓我們失去了真正瞭解脂肪這個超級重要的「朋友」的機會。沒錯，你沒聽錯，脂肪是所有人的朋友，它之於人體，就像肌肉、骨骼或各種內臟一樣，是必要且絕對不可少的角色。受肥胖焦慮的過度渲染所累，很多人沒有機會知道，脂肪保護我們的內臟、脂肪構成身上每一個細胞的外膜、脂肪組成了無數正常內分泌系統對細胞所發出的訊號——激素、脂肪讓我們在乾燥的嚴冬裡皮膚不至於四分五裂或搔癢到破皮流血，還有那最重要也是大家最熟悉的角色：脂肪是我們最好的能量儲藏庫，讓我們得以不必每隔幾分鐘就得進食一次，因而能空出精力，建造了我們如今賴以為生的先進文明世界。

這本書透過簡潔但不失精準的章節編排與介紹，娓娓和大家道來，那我們喜歡的、討厭的、和我們一起度過歡笑也度過淚水的脂肪好朋友，非常值得一讀。你當然可以討厭脂肪，但就算你每時每刻都恨不得身上的脂肪滾得遠遠的、永遠不要再找上門，你也該讀讀這本書（畢竟，作者還是花了很大的篇幅教你怎麼樣甩掉你不想要的脂肪呢！）。畢竟，要擬定消滅敵人的戰鬥計畫，就得先好好地窺探敵情，不是嗎？相信等你看完這本書，你對這位「敵人」，一定會有一番完全不同的見解！

（本文作者為健身部落格作者與健身教練）

作者聲明

《脂肪的祕密生命》不是一本小說。除了那些曾被公開報導或同意於本書表露真實身分的人，書中提及的案例主角均以化名稱呼，部分特徵也經適度修改。而就筆者本身的相關經驗，也請讀者們知悉，我的方法不見得適用於所有人。任何一本書的內容，都不能取代為你進行檢查且熟悉你過往病史的醫療人員所提供的專業建議。因此，在調整目前的飲食或運動作息之前，尤其是懷孕、患有任何疾病或具有可能需要治療之症狀的讀者，請務必先向醫師諮詢。

目錄

第2部　不是只有食物會害我們發胖

第3部　那麼，解決之道是？

序言

緊身牛仔褲

時值秋天某個涼爽的週五夜晚，當時正在聖地牙哥攻讀生物化學博士的我忙了一整週的實驗、聽課與教學，決定和幾個朋友一起外出吃飯。我從小學時期就對生物學特別感興趣，尤其是千奇百怪的疾病和療法。微乎其微的分子居然能影響一個人的健康、思想與生活品質，箇中奧祕令我著迷不已。

儘管我熱中於探索身體的知識，卻不斷被另一項興趣——體重——所牽絆。除了精進學業之外，我也將保持纖細體態的成效當作衡量自身成功的標準。對我而言，控制體重從來都不是件易事，因此我時時緊盯自己的體重。這天，我和其他減肥的人一樣，從早上開始就對卡路里斤斤計較。我痛苦地吃下營養均衡的燕麥、蛋白質和蔬菜，拒絕任何滋味美妙的食物，舉凡糖、碳水化合物的零食或酒精等一概不碰，每天還慢跑四十分鐘和舉重。如此勤快減重了幾個月，我知道自己正邁向瘦身的成功道路。

與朋友共進晚餐時，我仍保持清淡飲食，只點了小份沙拉和水。減肥期間我總是神清氣爽地餓肚子睡覺，這是讓身高只有一六〇公分的我能維持在五十公斤內、穿得下緊身牛仔褲的祕密。如果我能將體重維持在五十公斤以內，就能夠掌控自己的生活，擁有一般大學生的體態，得到異性的邀約，也能對未來充滿自信。

但是那天晚上，這樣的減重成績並沒有讓我感到自傲，因為一件永遠扭轉我對身體看法的事發生了，讓我深刻體會自己不是個「正常人」。

是這樣的，朋友點了一杯啤酒和一份墨西哥捲餅，並且嗑得一乾二淨。沒錯，這件看似微不足道的事改變了一切。

琳賽身高不到一五〇公分，體重只有四十三公斤。她從不上健身房，喝加糖拿鐵當飲料，吃速食也毫無節制。她和我一樣整天待在實驗室，晚上盯著電腦上網。但是，如此一位嬌小女子居然能吞下一大塊塞滿了牛肉、豆子、米飯、酸奶、酪梨醬和切達起司的捲餅，然後再灌下一瓶啤酒，還一副無所謂的模樣。她吃完東西沒有罪惡感，表情沒有不安，也沒有嚷嚷著不舒服或隔天早上要跑步瘦身，完全沒有。這頓飯就只是晚上八點的八百卡晚餐而已。而她穿的牛仔褲尺寸竟然比我還小！

這怎麼可能？我一直忍受著飢餓、痛苦與紀律才能保持體態，倘若跨越雷池一步，就得用體重付出代價。然而，眼前這個不費吹灰之力就擁有纖細四肢的女人，一餐的分量是我一頓飯的三倍。這彷彿是造物主狠狠甩了我一巴掌，輕蔑地宣告：「我就是這麼不公平，你能奈我何？」

當下，我領悟了人「非」生而平等的事實（至少就脂肪這件事而言）。好比有些人就是長得比較高、比較會流汗，或髮量比較多，當然也有些人天生脂肪就是比較多，而我剛好就是其中之一。雖然墨西哥捲餅事件迫使我承認自己異於常人，但其實早在很久以前就有徵兆了。

小時候，我的肚子總是多了一圈肉。我不以為意，直到九歲某個夏天的泳池派對上，我看到朋友穿著比基尼現身，才發覺自己身上那塊肉是多餘的。他們的腹部平坦、肋骨清晰可見，與我又軟又肥的肚子形成強烈對比。當時我還不太在意。隨著青春期到來，我變得越來越胖，不但發展出性徵、臉上冒痘，身上也開始囤積脂肪。

到了十二歲，我展開人生第一次節食，目標是瘦下五公斤。那年夏天，朋友們開心地吃著冰淇淋，我卻研究著營養成分並實行軍事般嚴格的紀律，一天只能攝取一千卡的熱量。我經常量體重，每星期固定瘦下〇．五公斤。我感覺良好，直到八月底那週。

夏天即將結束，我也幾乎快達到目標體重，心想鬆懈一下無妨。我吃了半塊朋友給的甘草糖，他吃了整包。那個星期我站上體重計，不但沒少〇．五公斤，反而還多了兩公斤。這實在令人崩潰。區區半塊糖果何以有如此大的影響？為何朋友能肆無忌憚地狂吃，我卻得為了想保有和他們一樣的體重而死守每一卡熱量？結果，那年夏天我小心翼翼地飲食，卻只瘦不到四公斤。

高中時期，我的體重起起伏伏，經常到達理想體重之後又突然胖了五公斤。減肥真的好難。我認識一些女生朋友，她們坦承自己也曾經歷和我一樣的肥胖困擾，說到辛酸處眼眶還不禁泛紅，可見我們為了變瘦承受了多大壓力呀！有些女孩減肥減到罹患貪食症，也有些為了瘦身而吸毒。對任何人來說，在青春期保持「纖瘦」實在不容易。

雜誌告訴我們，如果我們遵守「正確飲食」與運動的簡單原則，就能擁有模特兒般的體態。它們刊出〈五天內甩掉腹部脂肪〉、〈全穀飲食與燃燒脂肪〉、〈想瘦大腿嗎？試試簡易的運動食療〉等魅惑人心的標題，內頁全是年輕苗條的模特兒圖片，也不知道他們是否真的是因為遵循這些建議或飲食才擁有完美身材。這些文章不斷灌輸人們肥胖是自己不夠努力及減肥其實很簡單等觀念。不只雜誌，就連龐大的減重產業也不停向大眾散播纖細的美好、譴責肥胖的醜陋。

現代人為了瘦身投入無數的時間與金錢，受媒體不斷提醒脂肪是個問題，必須擺脫身上的脂肪。然而，這麼多的努力依然無法阻止肥胖率逐年上升。這透露了一項事實：

減肥其實遠比報章雜誌所說的複雜許多。

某些人勇敢地站出來，訴說曾為了擁有「正常」外貌所經歷的慘烈戰役。女演員麗莎．里納（Lisa Rinna）接受《時代》雜誌（*Time*）專訪時表示，自己不在頒獎典禮前進食，這樣才能穿得上合身禮服，此外還會服用抑制食慾的藥品，每天只攝取足以「過活」的熱量。辛蒂．克勞馥（Cindy Crawford）也曾說過自己比其他模特兒容易發胖，有時在鏡頭上看起來比旁邊骨感的模特兒還要豐腴。因此，她實行低碳飲食計畫，並聘請健身教練做一對一瘦身指導。瓦萊麗．柏汀莉（Valerie Bertinelli）也曾出書揭露，女演員會在試鏡前嚴格節食，一旦電影殺青、恢復正常生活又會胖回來的祕密。顯然，即使是身材姣好的名人，也都曾忍受許多不為人知的苦楚才能有如此完美的外表。

而我，總是得比別人付出更多努力才能保持苗條。就讀研究所與剛踏入職場那段期間，我努力減重，最後成功將三十幾吋的下圍塞進緊身褲裡。但生完小孩後，我的體重又逐漸增加了。懷第一胎時，我和一般孕婦一樣胖了十公斤，懷第二胎時又再胖了五公斤。我注意到幾個事業心重的朋友懷孕時也和我一樣胖了這麼多。全職工作、半夜餵奶與隨之而來的各種責任，似乎取代了體重、成為我的生活重心，我整天只想著如何處理林林總總的瑣事和安然度日。

等到孩子長大、新生活步上軌道後，我又重新投入對抗脂肪的戰鬥中，還請了一位私人健身教練。大衛給了我一個新觀念，要減重，必須攝取足夠的熱量並搭配運動。如果吃得不夠多，身體就會進入飢餓模式，囤積吃進的卡路里，讓體重更難下降（概念同於美國實境秀《減肥達人》）。大衛要我記錄每天吃了哪些東西，確保自己攝取均衡的醣類、蔬菜與蛋白質，並且保持一天運動兩小時的習慣。過了第一個星期，他看了我的飲食紀錄，非常驚訝我每天只攝取約一千二百卡的熱量。他向我保證，以我的身高和肌肉組成，我每天必須多吃幾百卡熱量才能順利減重。

我聽從教練的指示開始大吃。三週之後，我的體重沒有動靜，大衛也只能承認這套理論不適合我。於是，我又回到每天只吃一千二百卡的生活。我時常跟別人說，我的身體比一般人還要容易吸收脂肪，但有些人就是不相信。在大衛的指導下，我的體重確實有下降，但我後來實在無法每天都運動兩小時，只好退而求其次，每週抽出數小時運動，並忍受那些減不掉的脂肪。在此同時，我的丈夫與孩子們照常大吃大喝，身材卻還是不變。

我開始越來越容易因為肥胖而苦惱，尤其當我看到同樣為人母也有工作的女性即使偶爾才運動一次、看起來卻還是比我瘦的時候，更是妒火中燒。因此，我開始關注任何與脂肪相關的事物，發現自己的肌肉看起來就是比別人鬆軟。與同事一起出差，一樣都是很晚才吃飯，我長出的肥肉就是比他們多。我就算一個星期都只吃晚餐，還是能胖兩公斤。脂肪彷彿具有自我意識一般，在不同人體中，組成也不一樣，這令我十分好奇。

壓倒我的最後一根稻草出現在某堂運動課結束之後。我與朋友蘿拉一起上有氧課。她剛滿四十歲，有三個小孩也有工作，還有著媲美模特兒的纖細身材。我很想知道她是怎麼辦到的。她和我一樣，在課堂上跳得滿身大汗，但下了課仍然只吃沙拉當一餐。我們坐著邊吃邊聊天，我吃了一半，並一如往常地留了一半當晚餐。把午餐分成兩份是我控制體重的新招。但是蘿拉仍然繼續把大份的雞肉沙拉吃得精光，還吃了一些堅果，並喝了一杯加糖的咖啡。

我問她晚餐通常都吃什麼，她說孩子吃什麼她就跟著吃，像是炸玉米餅、雞腿或牛排等，來者不拒。等等，「來者不拒」？我們年齡相仿，上同一堂有氧課，也都有工作與小孩要顧，她吃的食物是我的兩倍，身材卻小我一號？

這一刻我恍然大悟，博士班時期的墨西哥捲餅事件與中學時期的甘草糖事件再度重演。這次我再也無法睜一隻眼、閉一隻眼了。我受夠了看著身邊的人吃得比我多、隨心所欲地點餐、偶爾運動一下，身上的脂肪卻比我少。除了增加熱量、「健康飲食」與運動之外，一定還有其他我不知道的事。我敢說，在人們對於脂肪本質的典型認知之外，一定還有其他祕密。

我回想起研究所的日子。當時我是生物化學博士候選人，一般來說下一步都是投入研究，但我卻感到徬徨。一位指導教授建議我，如果沒有極感興趣的研究主題，千萬別投入研究工作。他的建議相當中肯，因為後博士生必須長時間投入研究，不但薪資微薄，還得熬過好幾年充滿不確定性的未知生活。那時候我並沒有極欲研究的目標，因此我放棄了博士候選資格，選擇投入職場。十多年後的今天，對脂肪的疑惑重燃我對研究的熱情：為何某些人會比其他人更容易瘦下來？脂肪是如何運作的？食物為何會以不同方式影響人體？為什麼人的年紀越大，越難控制脂肪？這些都是我必須深入了解的問題，才能一勞永逸。

我是個受過專業訓練的科學家，如果要找一個能夠徹底探究脂肪奧祕的人，非我莫屬。假如觀察是研究脂肪的第一步，我看過的例子已多得無法勝數了。從今天起，我對自己承諾，要將未來的每分每秒都貢獻於脂肪研究。接下來，我將一一描述挖掘到的脂肪真相。

引言

我們對於脂肪的觀感正在改變

紐特．金里奇（Newt Gingrich）憑藉高超的政治手腕，於一九九四年帶領共和黨贏得眾議院議長寶座，成為美國最具影響力的人物之一。他上任後整合了共和黨敵對派系，並制定全面性的〈美利堅契約〉（Contract with America），克服了許多人難以跨越的障礙。他也改革過去保守的立法議程，幫助共和黨自一九五四年以來首度從民主黨手中贏回眾議院控制權。

在一年一度的黃金檔電視節目《一九九五年十大風雲人物》（*The 10 Most Fascinating People 1995*）中，主持人芭芭拉．華特斯（Barbara Walters）以一貫的犀利風格向金里奇提出各種私人問題。訪談最後，她問了一個鐵定令受訪者坐立難安的問題：「你最不喜歡自己哪一點？」

金里奇聽了之後沉默，氣氛緊張。他是否會回答兩段失敗的婚姻、惹人爭議的多起醜聞，或過去備受質疑的政策呢？不，他沒有。

「體重最令我難堪。」

場面頓時變得尷尬，金里奇打圓場地說：「噢，這全是個性問題，我有游泳的習慣，我吃有益健康的食物，但我一有機會，不是喝健力士啤酒就是吃冰淇淋，然後再大睡一覺。」

這是個令人難忘的時刻。即使是位居權力巔峰的紐特．金里奇，內心深處也有個最大的弱點，而這個弱點竟然是他身上的脂肪。

脂肪真是可憐啊！如此遭人咒罵、鄙視與厭惡。它揭露了人們貪吃、無法自制、自尊低落與自卑等黑暗面。我們只想殲滅它，就算不能完全消滅，也要減得越少越好。人們為了擺脫脂肪，花費數十億元購買減肥食品與書籍、上健身房、吃減肥藥、參加減重諮詢及相關療程。事實上，人類在抵抗脂肪的戰役中所投入的成本，比反恐行動的經費還要高。二〇一四年，美國國土安全部（U.S. Homeland Security）編列的反恐預算共計四百四十七億美元，但人民的減肥開銷居然高達六百億美元，其中還不包含每年用於洗腦大眾只要擺脫脂肪就能過得更好的十億美元廣告費用。美國無疑是個與脂肪作戰的國家。

儘管如此，人們還是過不了脂肪這關。如今，脂肪的影響力更甚以往。美國有超過七千八百萬人達到肥胖標準，八百多萬人過重；德國則有半數人口過重；英國、匈牙利與澳洲的肥胖人口也相去不遠。

雖然全世界的人都痛恨脂肪，但其實它不過是身體的一項器官。是的，你沒看錯，脂肪是一項器官。許多一直以來認為脂肪只是油脂的人一定大感意外。最新研究顯示，脂肪屬於內分泌系統，而近年來科學家也不斷導正脂肪是身體器官的觀念。結果證明，脂肪可能跟結腸、肺臟及心臟一樣重要。

脂肪可滿足我們日常活動所需的精力，如走路、說話、跑步和睡覺等，讓人體即使為了趕時間而不吃午餐、為了宗教信仰禁食或發懶不吃晚餐，還是能正常運作。此外，脂肪也在我們攝取過多食物的時候發揮效用。如果你抗拒不了誘惑而吃了甜點，應該要感謝體內的它替你吸收多餘熱量。脂肪就像身體的中央銀行，管理過多的熱量並在必要時提供資源。它在你享受盛宴時自願擴張，也在必須維持其他器官運作時無私犧牲。

脂肪不僅肩負儲存人體能量的重責大任，根據研究，它還能啟動青春期，促使生殖器官運作、強化骨骼、增進免疫系統，甚至擴張大腦的尺寸。（下次罵別人豬腦時要三思了！）

現代人耗費數十億鉅資對脂肪窮追猛打，但並非由古至今的人類都厭惡它。脂肪曾是人類的好夥伴。以游牧維生的先人會囤積脂肪以備不時之需。覓食期間，更仰賴脂肪作為身體活力的主要來源。即使時代更迭、文明進展，脂肪仍舊占有特殊地位，譬如佛陀的豐腴體型即成為其象徵，可說是其主要的獨特標記。中國唐朝西元六一八至九〇七年間，陪葬雕塑品刻劃體態豐滿的女性形象，據信可幫助往生者於來世尋得富裕生活。時間往後推至近期，波提切利（Botticelli）、魯本斯（Rubens）和提香（Titian）等藝術家也都將脂肪描繪成美麗形體的一部分。而今日《時尚》雜誌（*Vogue*）所推崇的纖瘦身型在過去無處可尋，除非用於描繪貧苦挨餓的人類形象。

即便在美國，脂肪也曾一度受人尊敬。內戰結束後，貧窮人口急遽增加，但仍有一些人努力打出一片天。與世上其他如黃金或寶石等珍貴稀有的資源一樣，脂肪因為變得難以取得，價值自然水漲船高。過去的年代裡，脂肪是富裕、健康與美感的象徵，人人求「脂」若渴。

你可能很難相信，但人類對脂肪的著迷在歷史上有跡可循。一八六六年，知名的「胖子俱樂部」（Fat Man's Club）於康乃狄克州成立，秉持「心寬體胖」的理念，限制男性必須夠胖才能加入。女性若想成為會員，最好也多參考《仕女家庭雜誌》（*The Ladies Home Journal*）的增重文章，或一八七八年出版的《邁向豐滿之路》（*How to be Plump*）一書，養成以豐腴身材為榮的心態。名人不崇尚零號尺碼，反而因多餘的脂肪更受歡迎。歌手莉莉安・羅素（Lillian Russell）體重超過九十公斤，但她的體型與天籟嗓音同樣受歌迷歡迎，許多女性甚至會在衣服中填塞物品，只為了看起來跟她一樣豐腴。而有老唐納德・川普（Donald Trump）之稱的「鑽石」吉姆・布拉迪（"Diamond" Jim Brady）之所以受大眾歡迎，不只因為他家財萬貫，更在於他的體重（一百三十六公斤）。

就連醫師也替脂肪背書。他們提醒大眾注意肥胖問題，但也指出脂肪可讓人避免出現緊張等症狀，甚至還可預防傳染病。父母也會鼓勵孩子不要怕胖，多吃一點。

這段期間堪稱脂肪的全盛時期，因為能提供人體所需能量及象徵健康而受到愛戴，可惜這種現象沒能持續下去。在美國，隨著經濟好轉，糧食取得變得容易，脂肪也不例外。一項資源越充沛，就越不值錢，脂肪的價值因此一落千丈。

企業要求員工保持身材以維持工作效率；軍隊也將精實身材視為愛國表現，曾有將領表示：「任何一個健康的正常人如果變胖，就是不愛國。」一宗教領袖也呼籲信徒飲食不要過量，注意節制；減重醫師也開始提供減肥的建議；如莉莉安・羅素等因臃腫身型風靡一時的名人受社會趨勢所迫，不得不減肥。至於過去一度為富裕象徵的胖子俱樂部，也在一九〇三年關門大吉。

大眾對於脂肪的關注從一開始為了健康著想的善意提醒，很快便演變成鄙視和厭惡。日常對話開始出現「肥豬」及「胖子」等羞辱的字眼；卡通拿體型肥胖的名人開玩笑；甚至連將近一百四十公斤的前美國總統霍華德·塔夫特（Howard Taft）也難逃遭受嘲諷的命運，曾有報紙頭條如此譏諷：「飯店淹水元凶塔夫特：龐大身軀坐進浴缸，溢出的水多到把餐廳裡的銀行家都沖走。」「卡在浴缸的塔夫特」的故事因此流傳了好幾年。

之後，用於計算營養分量的卡路里問世，標誌人類在體重控制上的重大進展。十九世紀，卡路里的定義為將一克水提升攝氏一度所需的熱量。到了該世紀末，化學家威爾伯·艾華特（Wilbur Atwater）仔細研究人體如何將攝取的食物轉換成能量。他讓受試者待在密閉實驗室，測量他們呼出的二氧化碳與吃完不同食物後所消耗的氧氣量。根據研究結果，艾華特將卡路里作為食物能量單位，此後卡路里便成為衡量食物營養價值的標準。一九一八年，物理學家路路·翰特·彼得斯（Lulu Hunt Peters）將計算卡路里的行為視為發揮愛國情操的表現，並出版《飲食與健康，卡路里是關鍵》（*Diet and Health: With Key to the Calories*）一書，大賣二百萬本，可謂第一本減肥暢銷書。減重的商機逐漸開展。

之後，關於減重的各方建議越趨唯利是圖，利用國人日益恐懼脂肪的心理大發利市。有人看準商機引進一些減肥玩意，希望能迅速獲利，例如號稱能快速飆汗、代謝脂肪的塑身衣，以及標榜加壓推脂的嘉德納按摩儀（Gardner Reducing Machine）等，三〇年代更出現Fatoff與La Mar Reducing Soap等美體皂品牌，宣稱用這些肥皂洗澡就能溶解皮下脂肪。一些商人打著減肥的旗幟成功致富，人們卻依舊擺脫不了脂肪。

功效令人存疑的減重食品紛紛出籠，許多企業也趕搭減肥熱潮大撈一筆。二〇年代，鴻運香菸（Lucky Strike Cigarette）上市，挾著「不要甜頭，只要好運」的廣告口號，業績成長了一倍。葡萄柚減肥法（Grapefruit Diet）也在社會上吹起一股風潮，據傳葡萄柚含有燃燒脂肪的強力酵素，因此每餐都吃一顆葡萄柚就能有效減重。《酒鬼減肥法》（*The Drinking Man's Diet*）一書則宣稱伏特加、琴酒與威士忌都只有微量的碳水化合物，因此消費者可以大量飲用，平常吃牛排配美味沾醬之外，還可以來上一杯解膩。這本書在兩年內狂賣二百四十萬本，還翻成十三種語言出版。

商人不斷開發各種減肥的行銷方式。一九三三年，史丹佛大學的物理教授發現了二硝基苯酚（dinitrophenol, DNP），一種可藉提升身體熱能以加快新陳代謝的物質。不久後，市面上的減肥藥開始採用二硝基苯酚作為成分，然其具有死亡與眼盲等危險的副作用，至今仍有急欲快速減肥的消費者因服用二硝基苯酚死亡的案例。某些減肥者甚至會生吞絛蟲卵，讓這些寄生蟲在體內成功繁殖後，幫助吸收自己吃進的食物並防止脂肪生成，並在達到理想體重後再服藥毒死絛蟲。吃進快三米長的蟲子、讓牠在腸子內吸取熱量，再吞藥毒死牠，聽起來就像恐怖電影的情節。不過，對於減肥減成病態的人而言，這些都好過忍受身上那幾公斤的脂肪。

隨著美國社會的制度日益健全，減重產業也逐漸開枝散葉。自六〇年代起，大型跨國企業開始取代居家減重顧問。Weight Watchers、Nutrisystem及Jenny Craig等大型減重機構成為市場主流。這項產業在組織良好的企業推動下蓬勃發展。

今日，對抗脂肪甚至成為一種可供觀賞的運動。美國實境秀《超級減肥王》（*The Biggest Loser*）播映之初不被看好，如今卻是電視史上最成功的節目之一。節目製作人J・D・羅斯（J. D. Roth）透露：「這個節目找參賽者比其他遊戲節目還難，因為體型肥胖的人大多不好意思上電視。」他繼續回憶道：「我還記得一開始篩選工作人員的情況。我們找來了一整個房間的參賽者，多半都是一副不想參加節目的模樣。當時我才體會到，減肥實境秀是多麼令人尷尬的點子。」

然而，《超級減肥王》播了十七季後總計累積了六百萬名觀賞人次，還帶動許多同質性節目一起挖掘人們對於脂肪又愛又恨的矛盾情結，包含《克絲汀的暴肥生活》（*Fat Actress*，胖女星克絲蒂・艾莉〔Kirstie Alley〕主演）、《重量級人物》（*Heavy*）、《真人秀：快樂減肥的一家人》（*One Big Happy Family*）、《愛的扶手》（*Love Handles*，即「腰間贅肉」）、《為婚禮瘦一圈》（*Shedding for the Wedding*）、《越跳越美麗》（*Dance Your Ass Off*）、《減肥部落》（*DietTribe*）及《我曾是個胖子》（*I Used to Be Fat*）等節目，收看的觀眾人次多達數百萬。羅斯甚至還另外開了一個名為《徹底改頭換面：減肥版》（*Extreme Makeover: Weight Loss Edition*）的節目，幫助那些比《超級減肥王》參賽者還胖的人減重。

如果我們不幸比一般人胖了一些，又身處一個不斷要你減肥的環境，對於自己與他人的看法又怎麼能不受影響？發現肥胖的問題易如反掌，將脂肪當成罪大惡極的敵人來對付卻難上加難。我們花了數十億元抵抗脂肪，使盡化學藥物、手術設備、行為重建、運動器材和節食計畫，但不論我們怎麼努力，脂肪還是一再出現，揮之不去。

顯然，我們對敵人一無所知。新陳代謝不只是計算攝取和消耗多少卡路里這麼簡單，因為人類不單只是燃燒熱量的機器，還是集結了生物學、荷爾蒙、基因與分解營養的細菌的精密系統。因此，我們若想控制脂肪，就得更徹底地認識它。

或許，當我們越了解敵人時，也可能發現它其實沒那麼壞。近期研究指出，脂肪可分泌人體所需的荷爾蒙、啟動多項身體機能、增強免疫力，甚至還有助於長命百歲。不僅如此，科學家也在研究肌肉、骨骼與大腦等人體主要組織的過程中，發現幹細胞能在不依賴食物攝取的情況下製造脂肪。

或許上天創造脂肪沒有任何原因，不論我們再努力抗拒也只是在這場艱困戰役中展開另一次的角力。如今，人類對於脂肪的新發現可能會使它再度受到尊崇，若真如此，也許金里奇就不必為體重感到難為情了。

金里奇當然不是唯一受肥胖所困擾的名人。金里奇受訪的二十年後，另一位名人也成為華特斯辛辣話鋒攻擊的目標。二〇一四年，知名主持人歐普拉．溫芙蕾（Oprah Winfrey）受邀上節目。專訪中，歐普拉暢談事業與私人生活的點滴，最後華特斯問她，哪一件是她不做就會遺憾終生的事時，歐普拉猶豫了一會兒，回答：「與體重和平相處。」

這個答案令華特斯不可置信。她驚訝地大喊：「什麼?!居然是體重！我以為你會說一些更有深度的事。」

歐普拉回：「不，就是體重這麼簡單。我真的必須學著接受它。」

你猜如何？與歐普拉同病相憐的大有人在。

第1部

關於脂肪

1 脂肪的功用超乎想像

脂肪究竟是什麼？簡單來說，脂肪是一種儲存能量的物質，或許也可說是游牧先民傳給後代子孫的遺物，因為他們經常挨餓度日，全靠脂肪才得以存活。到了現代，超市與速食連鎖店無所不在，脂肪似乎逐漸淪為不合時宜的生理產物，就連字典也將它定義為「動物體內自然合成的油膩物質，尤其容易堆積於皮下或內臟」，使得脂肪即多餘的觀念深植人心。

然而，一般人並不了解脂肪對生活的影響有多大。從管理能量、傳遞大腦信號到促進分娩，脂肪顯然是人體至關重要且功能多樣的一部分。雖然人類曾將脂肪視為毫無生命力的油脂，現代學者卻將它歸為一種器官。如果你對脂肪的重要性有所質疑，不妨試著想像身上毫無脂肪會發生什麼事。以下故事就是最典型的例子。

零脂肪女孩

克莉絲汀娜生長於九〇年代的紐澤西州瓦恩蘭，是個健康活潑的十二歲女孩。她的生活被課業、運動及朋友填滿，也開始對異性感到好奇。在她進入青春期之際，奇怪的事發生了：她體內的脂肪莫名流失了。對於一般發育中的女孩而言，瘦一點是值得高興的事，但克莉絲汀娜的狀況卻令人擔憂。她的外貌急遽變化，雙頰逐漸凹陷，四肢越來越消瘦。很快地，她身上其他部位的脂肪不斷消失，身軀日益萎縮，看來就像披著衣服的骨架。

詭異的是，她的胃口卻越來越大。她回憶道：「我很餓，總是吃到覺得不舒服才知道飽。我無時無刻都在吃，根本停不下來。」儘管吃個不停，她還是不斷變瘦。

克莉絲汀娜的父母認為這只是青春期的正常現象，無須擔心，因此她想吃多少，就讓她吃個夠。有些朋友甚至羨慕她食量這麼大卻還能這麼瘦。然而，她的體重仍然不斷下降，瘦到連朋友都認不得她。

大量進食，體重卻急速減輕，著實不尋常。不久後，出現另一件怪事。克莉絲汀娜的手臂長了腫塊。起初前臂只有幾個包，後來卻冒出越來越多軟綿綿的水泡，而且遲遲不消。她的父母見狀擔心不已，帶她去看皮膚科驗血。

檢查結果令人震驚。克莉絲汀娜的總膽固醇為九五〇毫克／百毫升（mg/dL），以她的年齡應該低於一七〇毫克／百毫升才算正常；她的三酸甘油酯應該落在一五〇毫克／百毫升左右，但測得數值居然有一萬六千毫克／百毫升；她的餐後血糖高達五〇〇毫克／百毫升，是正常人的五倍。基本上，克莉絲汀娜的血液中可說充滿了脂肪、膽固醇與糖分。

皮膚科醫師看完驗血報告後，判定克莉絲汀娜的症狀是新陳代謝出了問題，立刻將她轉診至費城兒童醫院（Children's Hospital of Philadelphia）內分泌科。

一開始，醫生診斷克莉絲汀娜患了糖尿病，開始進行相關治療。但她的健康不見起色，即使吃了糖尿病藥，體重還是直直落，胃口仍舊大增。她回想：「我可以吃下屋裡所有東西，就算不是食物也沒關係。我拿到什麼就吃什麼，譬如蘑菇罐頭等等。情況開始失控，嚴重到爸媽不得不把櫥櫃都鎖上。我發現食物上鎖，就坐在地上大哭大鬧。」

她手臂上的腫塊開始蔓延，從肩膀到腳趾，無孔不入。這些腫塊不但有礙觀瞻，還會發炎疼痛。她說：「光是碰到就痛得不得了。我的關節也長了腫塊，無法走路。洗澡會痛，吃飯也會痛，所以我只能使用特製的餐具。最後就連身體有一點小動作也會痛。」

這名內分泌醫師對此一籌莫展，後來想到自己曾在馬里蘭州貝塞斯達美國國家衛生研究院（National Institutes of Health）聽過艾莉芙·歐羅（Elif Oral）的一場演講。歐羅是內分泌疾病、糖尿病與新陳代謝失調專家，當時正在研究與克莉絲汀娜有相同症狀的病患。一九九七年三月，歐羅醫師替克莉絲汀娜進行檢查。

歐羅醫師回憶：「脂肪流失是很明顯的症狀。克莉絲汀娜到院時體內脂肪所剩無幾。由於這是我們專攻的研究領域，所以我一看就知道問題在哪。」歐羅研判克莉絲汀娜罹患脂肪失養症（lipodystrophy），亦即基因缺陷造成脂肪萎縮、最後全部消失的疾病。為了確認診斷無誤，歐羅醫師將她擴張至下腹部的肥碩肝臟進行切片檢查。由於她尿液中的蛋白含量偏高，因此也幫她做了腎臟切片。所有檢查結果都證明歐羅醫師的診斷正確。

導致克莉絲汀娜體重下降、胃口失控、血脂過高及皮下腫塊等病徵的謎樣原因，終於水落石出。由於她的身體缺乏脂肪來儲存過多的養分，這些養分便在血管內無止境地循環。隨著養分不斷累積，最終累積在肝臟和皮下腫塊內，進而引起嚴重的發炎和疼痛。

病因釐清了，治療卻不容易。克莉絲汀娜必須定期接受血漿分離治療，將血液從體內抽出、濾除脂肪與膽固醇後再重新注入血管中。她每週至多得經歷三次令人痛苦又疲累的漫長折磨。

更慘的是，這種病無法痊癒。醫師向克莉絲汀娜的家人表示，要做好她可能會因此死亡的心理準備。她說：「醫生說他們無能為力。我被迫休學。最後我還想著，如果會死，那我寧願死在家裡。我和家人都以為我過不了這關。國中和高中我都是在家自學。爸媽非常難過，尤其是媽媽，她很擔心，也很常哭。」

認識脂肪的漫長之旅

這場大病讓克莉絲汀娜與家人意識到，原來脂肪的構造與影響這麼複雜、其中牽涉的死亡風險如此之高。這無疑是場震撼教育。然而，更令人訝異的是，即使我們身處醫學發達的今日，對脂肪的理解仍舊淺薄。

數世紀以來，人們只將脂肪視為儲存多餘卡路里的物質，普遍觀念是吃太多就會胖，不吃就會變瘦。如今，全球各地的無數研究都指出脂肪不僅是油脂，還是個隨時都在變化、能與其他身體組織交互作用的內分泌器官，具有攸關生死的影響力。胎兒打從在子宮中時，體內就存在脂肪，其重要性可見一斑。當孕期到了第十四週，胚胎會在身體其他系統開始運作前便生成脂肪。脂肪掌控我們的食慾、影響我們的情緒、供應能量及維持其他器官的活動（細節將在後續章節詳述）。這解釋了人體為何透過各種方式合成脂肪，甚至無所不用其極地阻撓任何意圖擺脫它的作為。

自古以來，科學家便亟欲了解脂肪，目前已知最晚在古希臘時期就有相關研究。當時醫界認為脂肪是種血塊混合物，好發於體質偏寒的女性。有人推論脂肪是由人體多餘的乳汁或精液等液體轉換而成，因此男性一旦過胖就會不孕。西方醫學之父希波克拉底（Hippocrates）曾在著作中將脂肪視為身體內的「濕質」，若未妥善處理可能會導致性無能。

脂肪由液體物質形成的觀念流傳多年，不過早期某些學者與醫生指出，脂肪與食物及能量有關。希臘醫生蓋倫（Galen）曾宣稱，運動可以讓「體型龐大的男人瘦到一般人的身材」。亨利八世的御醫安德魯．布爾德（Andrew Boorde）將國王的肥胖歸咎於飲用過量甜酒。古代的脂肪研究也理所當然地將其與食物和運動連結。直到十七世紀中期顯微鏡問世，人類對脂肪才有了進一步認識。

一六七〇年代，安東尼．范．雷文霍克（Antonie van Leeuwenhoek）發明了放大倍率高於二百倍的顯微鏡。之後，歐洲科學家利用這種顯微鏡檢視人體內的液態物質、植物元素、動物器官及任何能放入載玻片觀察的事物。令他們大感意外的是，植物與動物實際上均由微小囊泡構成，這些囊狀結構後來正名為「細胞」，並理論化為生物體內尺寸最小的活性成分。科學家深入研究發現，細胞各自獨立卻也互有連結，是構成器官的基礎物質。他們將脂肪置於顯微鏡底下觀察，也發現其中包含了細胞。

脂肪細胞的特別之處在於能夠儲存大量脂肪，可推擠其他細胞內容物，將容量擴張超過一千倍。

十七世紀的細胞理論到了十九世紀由分子理論進一步推展。一八七四年，法國科學家希爾多．高布利（Theodore Gobley）解析脂肪分子的結構，指出它其實只是長串的碳原子鏈。之後，學界發現更多不同類型的脂肪分子，並將這些分子統稱為「脂質」。

根據這些研究發現，科學界得以進行身體脂肪結構的分類。簡單來說，脂肪是脂肪細胞所構成的組織，可儲存

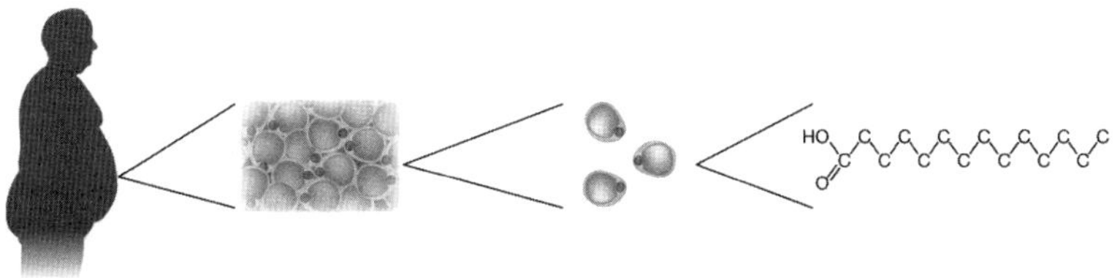

脂肪是一項器官　由脂肪組織構成（也稱為脂肪）　脂肪組織包含多個脂肪細胞　脂肪細胞中儲存著脂肪分子（或稱脂肪酸），這些分子分為許多種類，統稱為脂質

數百萬個負責供應能量的脂肪分子。

隨著時間推移，學者慢慢發現脂肪組織不只包含脂肪。包覆著人體的柔軟外層平均只有四分之三為脂肪，其餘則是由負責支撐這層外層的膠原纖維、靜脈和神經、血液、肌肉、幹細胞及免疫細胞所構成。因此，若輕戳皮膚，觸碰到的脂肪其實不多。

到了二十世紀，科學家專注於研究人體製造和利用脂肪的過程。一九三六年，哥倫比亞大學教授魯道夫・舍恩海默（Rudolph Schoenheimer）與大衛・里敦伯格（David Rittenberg）成功研究出人體如何將食物中的碳水化合物運送至肝臟，再由肝臟將部分的碳水化合物轉換成脂肪分子。之後，這些脂肪分子透過血管分流至脂肪組織，並轉換為三酸甘油酯（三重型態的脂肪分子），以利長時間儲存。

舍恩海默與里敦伯格發表研究後，學者普遍認為人體的所有脂肪均由肝臟製造。但在十年後，耶路撒冷希伯來大學教授本雅明・夏匹洛（Benyamin Shapiro）與哈因・恩斯特・韋特海默（Haim Ernst Wertheimer）卻發現脂肪細胞也能合成脂肪。儘管一般仍認定脂肪只會被動儲存熱量、不具任何代謝功能，但夏匹洛與韋特海默的研究證實了脂肪的確可以自行生成。

關於脂肪的入門知識

針對脂肪如何生成、儲存於何處、人體以何種方式使用脂肪及何時使用等問題所做的無數研究，終於拼湊出完整的馬賽克畫。這幅畫顯示，人的胃臟、胰臟和小腸會將吃進去的食物分解為胺基酸、脂肪和碳水化合物。這些物質會進入循環系統，部分直接存入組織內，某些則由肝臟進一步分解和處理。肝臟負責攝取消化完的食物，並將其轉換成身體可用於供應能量、促進生長及維持生理機能的物質。此外，肝臟也會處理一部分我們所攝取的胺基酸，並利用它們製造人體所需的蛋白質，之後再將剩下的胺基酸、碳水化合物、糖分與脂肪轉換成三種主要能量來源：葡萄糖、肝醣和脂肪。

熱量之於人體，好比金錢之於人類。貨幣是社會經濟中的必需品，而能量對於人體的運作也不可或缺。金錢分為數種不同形式，包含現金、活期存款帳戶和定期帳戶。我們會領現以便即時消費，有些錢存入活期存款帳戶方便隨時取用，有些則存入定期帳戶以備不時之需。人體內，葡萄糖的角色便如同現金，肝醣是活期存款帳戶，而脂肪則是定期存款。

葡萄糖是一種糖分，可立即供應身體當下所需的能量，因此角色如同現金。它可從食物中攝取，也可由肝臟製造。針對無法進食的病患，醫院會在點滴中加入葡萄糖，將養分輸至靜脈。

手邊有太多現金時，我們會將部分存入帳戶。人體的肝醣正如同預備金，由肝臟與肌肉從葡萄糖中製造、串成鏈狀再儲存以備未來之用。一旦血液中葡萄糖含量降低，人體便會開始分解肝醣，一次分離一個肝醣分子，並在必要時燃燒能量。

脂肪與葡萄糖全然不同。它不像糖原（glycogen），純粹由葡萄糖堆疊而成作為備用。脂肪分子（也稱脂肪酸）由十四至二十個碳原子互連而成，三個一組形成具有長鏈、柔軟彈性且可與細胞產生反應的三酸甘油酯，好緊密儲存於人體的脂肪細胞中。當人體的葡萄糖與肝醣含量過低時，三酸甘油酯會尋找脂肪並將其轉換為所需的能量。脂肪如同定期存款，不易取得卻能安全地儲存大量能量。

若以科學術語表示，人體製造脂肪的過程稱為「脂肪生成」（lipogenesis），而脂肪瓦解以釋放脂肪酸進入血管的活動

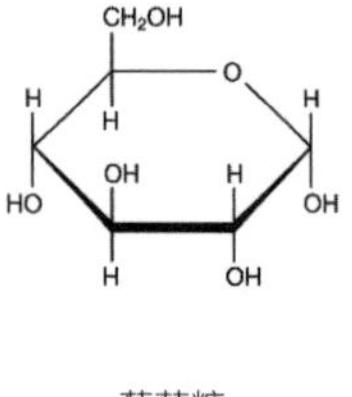

葡萄糖

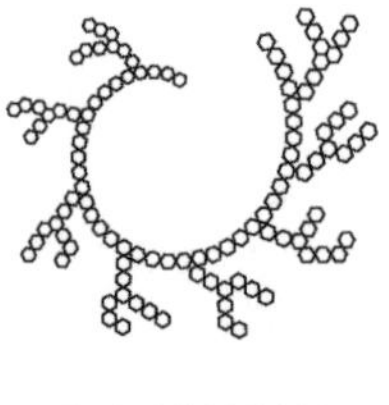
肝醣（葡萄糖鏈）

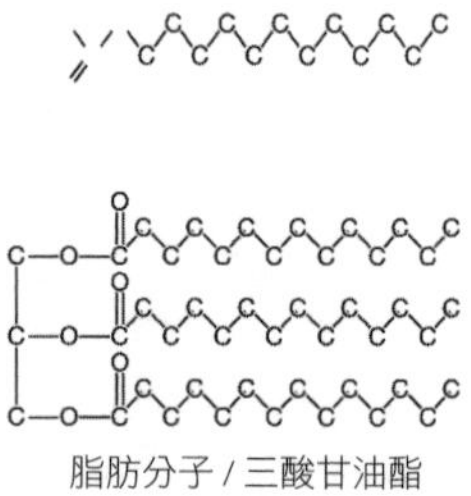
脂肪分子 / 三酸甘油酯

則稱作「脂肪分解」（lipolysis）。人體大多於進食後才會進行脂肪生成，因為此時才有多餘養分可供儲存。

人體消化食物時，胰腺會釋放胰島素並向體內的細胞發出訊號，告知養分即將進入，讓細胞做好接收的準備，將其轉換成能量以立即使用或儲存備用。進食後，人體的葡萄糖含量會攀升（補足現金），接著肝醣含量上升（活期存款帳戶進帳），一部分的膳食脂肪儲存於脂肪組織中，而後多餘的碳水化合物、糖分、脂肪與蛋白質進入肝臟，經由脂肪生成轉換為脂肪。

脂肪分子從肝臟流至全身血管中，儲存於人體細胞（大多為脂肪細胞）中。脂肪分子會排除水分，聚集的效率也十分良好，平均四萬個脂肪分子不到五公斤重。如果換成同樣分量的肝醣或葡萄糖，重量會增為兩倍（包含水分的重量）。因此，我們應該感謝老天為人體創造了脂肪。

事實上，人類的大腦在運作時與肌肉活動時所使用的能量一樣多，其次則是肝臟、心臟、消化系統與腎臟。脂肪酸一旦進入細胞，碳原子會受化學作用而分解，產生人體可使用的能量。若葡萄糖與肝醣的含量下降，身體會從脂肪（即定期存款）中獲取能量。

如果脂肪功能失常，這一切便無法運作。人體攝取的脂肪與糖分不會儲存於脂肪組織內，而是進入血管、在循環系統中自由流動。它們會堆積在不該有脂肪的地方，例如心臟、肝臟和器官間的空隙，損害器官的正常功能。脂肪失常發展到最後，會引發糖尿病、心臟病與肝功能失常。

克莉絲汀娜因為罹患脂肪失養症而無法維持適當的脂肪量，因此無法將脂肪與多餘養分妥善儲存於體內，導致脂肪堆積在肝臟與皮下部位。儘管減肥節食的人都希望身上沒有脂肪，但要是體內欠缺脂肪，後果可是不堪設想。

脂肪失養症的治療法

經過四年無助、絕望與無止境的淨血療程之後，克莉絲汀娜的醫生提議進行脂肪代謝障礙症的臨床試驗，使用洛克菲勒大學研究室最新發現的蛋白質進行治療。由於這項蛋白質尚未針對脂肪失養症患者進行廣泛測試，副作用也未知，因此療程存在一定風險。但是，克莉絲汀娜正面臨死亡威脅，她的父母別無選擇。

於是，十七歲的克莉絲汀娜接受試驗，每天施打新型蛋白質。頭幾天沒有異狀，到了第十天，她一直以來貪得無厭的胃口慢慢縮小。克莉絲汀娜回憶道：「吃飯時我比爸爸先放下刀叉，盤裡的食物也吃不完。我還曾說：『天啊！我好飽。』那時我才明顯感覺到療效。」

歐羅醫師也觀察到克莉絲汀娜的進展。「一開始，克莉絲汀娜仍定期每週接受血漿分離治療。試驗療程進行了幾個星期後逐漸出現成效：從她體內抽出的血漿沒有先前來得濃稠。起初，她的血液像奶油一樣濃，因為含有太多三酸甘油酯和膽固醇，但過了幾週後變得越來越清澈。到了最後一次療程，她的血液看起來接近正常，數值也相當良好。」

克莉絲汀娜胃口變小後，血液的葡萄糖與三酸甘油酯含量大幅下降，進而緩解了糖尿病的症狀。貯積在她肝臟內的脂肪開始溶解，脂肪體積減少了百分之四十，皮下脂肪也逐漸消失。試驗療程使她的身體得以更有效地代謝葡萄糖與脂肪，降低這兩者在血管內循環或堆積在重要器官的機率。原本可能早逝的克莉絲汀娜不只變得更健康，還上了大學、找到工作並有了歸宿，過著幸福生活。

克莉絲汀娜與其他脂肪失養症患者的故事，凸顯了脂肪對於健康的重要性。人體若沒有脂肪，器官就無法正常運作。儘管脂肪失養症患者不可能無時無刻掌握自己消耗了多少能量，但嚴格控制飲食和血脂的確有助減緩症狀。脂肪讓人體能夠吸收食物中的能量並儲存備用，得以有餘力從事進食以外的活動。

脂肪不只一種

脂肪不只負責儲存與管理能量，還可製造熱量、隔絕器官，並向免疫系統傳達信號。人體中的脂肪不只一種，扮演的角色也各不相同。儲存能量的脂肪稱為白色脂肪，也就是大家減重時想甩掉的東西。另一種脂肪為棕色脂肪，分布於頸部、背部與心臟，因具有高密度的粒線體而呈咖啡色。

然而，這兩種脂肪的差別不只在於顏色。白色脂肪可以儲存能量，棕色脂肪則能夠燃燒能量、製造熱能，其中的功臣是名為「產熱素」（thermogenin）的特殊蛋白質。嬰兒體內的棕色脂肪較成人多，而成人則具有較多的米色脂肪。米色脂肪於二〇一二年由波士頓喬斯林糖尿病中心（Joslin Diabetes Center）研究員布魯斯．斯皮格曼（Bruce Spiegelman）所發現。他在實驗中觀察到，人體運動時，肌肉會分泌一種名為「鳶尾素」（irisin）的荷爾蒙。這種荷爾蒙會向米色脂肪發出訊息，最終將它轉換成棕色脂肪。人體在運動後會生成較多棕色脂肪的原因至今未明，但在減重方面，米色脂肪可說是新的棕色脂肪。

目前，白色脂肪的調節（將它注入棕色脂肪或轉換為米色脂肪）是肥胖治療研究的新興領域。除了運動之外，研究也證實暴露在冷空氣中可促進成人體內棕色或米色脂肪的活性。現代科學家普遍認為棕色脂肪可減少白色脂肪。

聽起來棕色脂肪似乎是減肥聖品，能夠燃燒能量好讓我們吃得更多。不過，有時好處也會變成壞處，喬絲琳．里斯（Jocelyn Rhees）就是體內棕色脂肪過多的特例。

棕色脂肪過多也不是好事

喬絲琳是個提前八週出生的早產兒，體重只有一千多克。她與其他早產兒一樣在醫院待了數星期，補充營養並讓情況穩定，等到體重接近二千克時才出院。之後，父母悉心照顧，如同對待前面三個健康的小孩。一般的早產兒一天約會增加近三十克的重量，但喬絲琳出生六個月卻只有二千七百多克，連三公斤都不到。

父母帶她回醫院接受一系列檢查，並且密集補充營養。喬絲琳的身體一切正常，只是就算攝取充分熱量，體重仍不見起色。後來，醫生推薦了一位小兒代謝權威。

哈立德・侯塞因（Khalid Hussain）是倫敦大學學院小兒代謝分泌學教授，也是執業醫師。該學院為國際醫療轉診中心，侯塞因在此曾處理過許多代謝障礙的棘手案例，以治療與研究特異的低血糖和糖尿病症狀而著名。二〇一〇年，他遇到了年幼的喬絲琳・里斯。

侯塞因為喬絲琳做了新陳代謝與內分泌檢查，以便了解她生長遲緩的原因。喬絲琳的血糖過低，因此持續施打葡萄糖並增加熱量攝取。她的腎上腺素、去甲腎上腺素（正腎上腺素）、皮質醇及生長激素均正常，唯獨胰島素過低。但是，侯塞因在她身上測得的靜態能量消耗值卻比一般人高出許多。

侯塞因無法確定病因，於是請院內其他醫療團隊協助診斷。遺傳科醫師檢測喬絲琳是否具有代謝障礙的基因變異，一般小兒科團隊則檢查她是否罹患特殊小兒科疾病，胃腸科醫師則檢查她的消化系統，另外也進行囊腫纖維化與感染的相關檢驗。所有檢查結果都顯示正常，表示喬絲琳應該要能像一般人一樣進食就會增重才對。侯塞因感到十分困惑，因而尋求其他專家協助，但都沒有人能解釋為何如此一個較其他兒童多攝取六倍熱量的小孩體重沒有任何變化。

侯塞因觀察喬絲琳的狀況長達一年，持續為她提供營養和照護，但她的體重仍然不到三公斤。侯塞因回憶：「我身為醫師卻診斷不出病因，非常沮喪。無論做了哪些努力，這個孩子還是長不大。除了院內外的醫師，增重的相關研究人員也來看過她，卻都無功而返。這對喬絲琳的父母來說也是一大挫折，他們想帶她回家，我卻無法答應，因為我必須不斷為她注射靜脈葡萄糖。」

經過一年的研究，線索終於浮現。侯塞因為喬絲琳安排肝臟、肌肉與脂肪組織的切片檢查，結果指出她的肝臟和肌肉功能正常，但脂肪組織卻有極高的棕色脂肪含量。這是侯塞因在此案例中第一次發現可能解開病因的線索。他說：「這一切也許都是過多的棕色脂肪引起的。可能是她體內的棕色脂肪不斷燃燒熱量，氧化磷酸化作用把葡萄糖全都吸收，導致組織無法儲存糖分。」的確，喬絲琳體內的棕色脂肪讓她的新陳代謝率飆升，使得她無論攝取多少葡萄糖，都會立刻消耗殆盡。棕色脂肪也提高她對胰島素的敏感度，這說明了她的荷爾蒙為何一直都很低。最重要的是，這種脂肪也阻礙了她的生長。

喬絲琳三歲時體重仍然只有二．七公斤。儘管世界各地的醫師與科學家曾參與治療，卻仍舊找不到治癒她的方法。最終，喬絲琳在三歲又六個月大的時候去世了。

由此可見，棕色脂肪即使對人體有益，一旦過量還是會造成傷害。喬絲琳的例子提醒了我們，擁有健康且均衡的脂肪組成非常重要。

脂肪是構成細胞的要素

脂肪的角色不只侷限於能量的儲存與熱量的生成。一八九九年，查爾斯．埃內斯特．歐佛頓（Charles Ernest Overton）發現，脂肪與膽固醇——現代飲食的兩大敵人——構成了人體細胞的外層薄膜。這層薄膜就像細胞的外牆，限制細胞的內容物並為其塑形。它也是一面保護盾，管控養分、荷爾蒙與代謝產物的進出。換句話說，我們體內的每一個細胞能夠存在，都要歸功於這片脂肪與膽固醇組成的外膜。人體若缺乏脂肪，A、D、E、K等脂溶性維生素便無法穿透細胞膜進入細胞，身體也就無法吸收這些養分。

大腦的細胞尤其仰賴脂肪。部分的腦細胞受名為「髓鞘」（myelin）的物質包覆，可加以隔絕並確保腦部可接收信號，功用近似包覆纜線的橡膠外層。至於髓鞘的成分，大家猜猜是什麼？沒錯，就是脂肪！髓鞘有八成是脂質，代表其實大腦要有脂肪才能進行思考。

脂肪還能傳遞訊息

我們的身體包含了不同類型的脂肪與脂肪分子，其中有些還具有相當奇妙的功能。曾有一個假設脂肪無用的研究團隊在實驗中無意間發現新奇的脂肪分子。

一九二四年，喬治・博爾（George Burr）加入美國化學家赫伯特・麥克林・伊凡斯（Herbert McLean Evans）於加州大學柏克萊分校的實驗團隊。在此不久前，伊凡斯與凱瑟琳・史考特・畢夏普（Katherine Scott Bishop）才剛發現維生素E，因此他指定博爾深入研究維生素E的化學性質。

博爾與任職實驗室技術人員的妻子穆得莉（Mildred）一同進行實驗，刻意移除老鼠飲食中的維生素E，以判定其扮演的營養角色為何。然而，老鼠的食物中還是具有某項帶有維生素E的脂質成分。為了解決這個問題，博爾夫婦決定改以糖、酪蛋白（牛奶蛋白）、維生素和鹽餵食老鼠，並徹底去除食物中所含的脂肪。

他們以為實驗會順利進行，但沒多久就遇到一個問題。老鼠開始生病，皮膚起屑、像鱗片一樣慢慢脫落，臉部掉毛、喉嚨發炎，尾巴和爪子也變得紅腫。牠們的體重不停下降，過了三至四個月後便死亡。之後的檢驗結果顯示，這些老鼠的腎臟與泌尿道嚴重受損。

博爾夫婦求助營養學家，詢問該如何調整老鼠的飲食以避免這種極端反應。不過，二〇與三〇年代的學者認為脂肪並非健康飲食的必要元素。後來，他們在老鼠的食物中添加營養成分，老鼠還是難逃一死。

博爾夫婦試遍各種方法，最後還是在食物中加入脂肪。起初，他們一天只加幾滴豬油，老鼠的健康情況很快便有了起色。老鼠身體紅腫發炎的情況消退了，也不再出現死亡的案例。因此，博爾夫婦認定當代醫學界普遍認為脂肪不重要的主張錯了，確信脂肪是讓老鼠存活的關鍵。

根據這項實驗結果，博爾夫婦進一步研究脂肪得以維持老鼠生命的成分。經過一年的實驗，他們發現豬油中含有維持動物生命的必要元素——亞麻油酸。

亞麻油酸是一種脂肪酸，但它的功能不在儲存熱量，而是向可抑制發炎反應的分子釋出信號。老鼠若缺乏亞麻油酸，身體便會出現紅腫和發炎的症狀，包含脫皮、起屑、發炎和腫塊等。博爾夫婦將亞麻油酸重新加回老鼠的食物中，竟順利使牠們的免疫系統恢復運作，發炎情形獲得緩解，也得以延續生命。

博爾將這些研究結果公諸於世，但由於大眾對於脂肪的偏見根深柢固，以致他還因為主張膳食脂肪的重要而受到有心人士恐嚇。儘管如此，之後的科學家也陸續證實了亞麻油酸會引起一定程度的類二十烷酸（eicosanoid，另一種脂肪酸）。這種酸類是動物體內的脂肪分子，衍生自細胞薄膜中的脂質。不過，它們不負責提供能量，而是擔任短程的訊息傳遞者，影響鄰近的器官與脂肪。這類脂肪酸若出了問題，不僅會造成發炎反應，也可能引起關節炎及癌症等疾病。

類二十烷酸當中，獲得最多研究關注的就屬前列腺素了。它與人體對於疼痛的反應有關，也在懷孕和分娩等方面扮演重要角色。沒想到吧？脂肪居然對於生殖有如此大的影響力。

現代人和博爾夫婦在三〇年代諮詢的科學家一樣，仍然認為脂肪沒有好處，但自從雷文霍克發明高倍數顯微鏡以來，多項研究均顯示脂肪與人體的能量蓄積、溫度調節及細胞完整性息息相關，而且它還能在人體內傳送信號。

早期的脂肪相關研究發現了脂肪細胞，並發展分離脂肪酸的技術，而七〇至九〇年代的學者則透過實驗得到更驚人的結果：脂肪會說話。

2 脂肪會說話

為尋求更好的工作機會與教育品質，感情融洽的巴基斯坦馬利克家族（Maliks），在八〇年代晚期決定移民英國。在此之前，已有許多巴基斯坦人移民英國。馬利克一家定居於距倫敦約一小時車程的北部大鎮盧頓，很快便與當地巴基斯坦移民打成一片。

馬利克夫婦互為遠房親戚，育有三名子女，長女名叫萊拉（Layla）。萊拉在一九八九年出生，體重約三千五百克，外表看來正常健康，對周遭事物十分好奇。她一歲時，情況起了變化：她變得瘋狂愛吃，經常吃完正常分量後仍哭鬧不停，非得吃得更多才肯罷休。馬克利夫婦雖然覺得狀況不尋常，卻也認為這只是孩子成長的過渡階段。萊拉長越大，食慾越旺盛，不久體重便達到過胖標準。

父母試著減少她的食量，給她吃低熱量食品，也鼓勵她多運動，但都徒勞無功。每當無法順心大吃大喝，萊拉就會發脾氣，大吼大叫、摔東西或翻櫥櫃樣樣來，幾乎已成家常便飯。隨著胃口大增，她越來越懂得覓食，時常翻找垃圾桶，也會撬開上鎖的櫥櫃。有一次，她甚至硬生生掰開冰箱，拿出冷凍魚片狂啃。

父母見到原本乖巧的萊拉行為失常，才驚覺事情的嚴重性。其他子女的食慾和體重都正常，為什麼萊拉與眾不同？萊拉上學後，情況更加棘手。異於常人的龐大身軀使她交不到朋友，社區中的家長也責怪兩人沒有控制好她的體重。

萊拉的父母詢問醫生及營養師，得到的建議多是給她吃低熱量食物並強迫運動。他們照辦，但限制食物分量反而讓萊拉更容易暴怒、對食物更加渴望。

馬利克夫婦轉而求助小兒科與內分泌科的醫師及專家，他們判斷萊拉的生理與心理都出了問題。由於甲狀腺體分泌過低會導致體重增加，因此醫師們懷疑萊拉患有甲狀腺失調，但她的血液篩檢結果顯示甲狀腺荷爾蒙數值正常；他們也檢查她是否罹患庫欣氏症候群（Cushing's Syndrome）——因皮質醇含量過高而引起脂肪貯積於腹部、臉部與後背的疾病——但結果也正常；他們還掃描萊拉的腦垂體與腎上腺，只要其中之一受到損傷，都可能影響新陳代謝、導致體重上升，然而檢查都沒有異狀。

醫師排除荷爾蒙為病因，認為萊拉可能具有肥胖的基因缺陷，因此讓她進行普瑞德威利症候群（Prader-Willi Syndrome，也稱小胖威利症）的檢查。這是種罕見的基因缺陷疾病，會導致患者食慾失控造成肥胖。不過，萊拉並未出現前額窄小、學習與表達障礙等症狀。此外，在巴德－畢德氏症候群（Bardet-Biedl syndrome）及阿爾斯特倫症候群（Alstrom's syndrome）的檢查中，萊拉的報告結果都呈現陰性——這兩種病症均會造成失明、糖尿病及肥胖。

沒人能確定萊拉有如餓虎般猛吃的原因。她的食慾強烈到彷彿沒有任何事能抵擋得了她。醫生們讓她做了所有可能疾病的檢查，她的父母也束手無策。看來，萊拉註定終生肥胖。

脂肪研究的發現

五〇年代，兩項令人意想不到的科技進展大幅影響了脂肪學研究。

第一項進展發生於一九五〇年。科學界引進全新研究工具——不是顯微鏡或實驗技術，而是一種老鼠。這種老鼠具有基因突變而極度肥胖，科學家直到當時才得以利用牠們進行研究。這種生物名為「*ob*」＊，改變了脂肪研究的範疇。牠們吃個不停，體重是正常老鼠的三倍，身上的脂肪含量更是平均值的五倍之多，最終免不了罹患糖尿病。這種老鼠讓研究人員得以進行活體的肥胖研究。

第二項為生物科學領域的驚人躍進。一九五七年，前蘇聯發射第一枚地球衛星史普尼克一號（Sputnik），震驚國際。此重大突破出其不意地為世界各國在科技發展上的競逐鳴響號角。為因應局勢，美國及其他國家在科學研究中投入的資金以指數成長，其中一部分經費專用於開發新型研究工具。嶄新的生物分離技術陸續問世，如膠體電泳（gel electrophoresis）與高壓液相層析（high pressure liquid chromatography）等，可供科學家分離細胞分子及辨識細胞蛋白質。時至今日，除了顯微鏡之外，研究人員也可利用其他工具來檢視細胞內部。

這些工具與*ob*老鼠開創了新的科學研究領域。脂肪學家不再只能透過顯微鏡觀察隔絕的細胞，而可藉由老鼠監測活體脂肪組織如何活動，以及這些組織如何影響其他器官。科學家得以完整描述脂肪細胞酶的特性、觀察蛋白質進出脂肪細胞的活動，並深入了解脂肪的代謝機制。一時之間，大眾對於脂肪的關注遽增，相關主題的科學期刊也如雨後春筍般冒出，例如《脂質研究期刊》（*Journal of Lipid Research*）。

儘管脂肪學急速發展，但最驚人的研究結果直到一九七三至一九九五年期間才出現。當時，兩位不同國籍與世代的科學家讓世人驚覺，原來我們對於一向厭惡的器官的認識竟如此淺薄。

血液中的神祕物質

前述的第一項科學進展出自美國緬因州巴爾港的傑克森實驗室（Jackson Laboratory）。傑克森實驗室可謂世界級動物實驗樣本庫，曾孕育數百隻老鼠，應用於癌症、阿茲海默症及糖尿病等實驗研究。科學家研究這些老鼠以探究疾病的成因，比如為脂肪學研究帶來革命性發展的*ob*老鼠即在此實驗室首次被發現。

科學家道格拉斯・寇爾曼（Douglas Coleman）在一九五八至一九九一年間任職於傑克森實驗室。他面容友善，略高的髮線與過大的眼鏡讓他看起來比實際年齡成熟一些。寇爾曼是加拿大人，從小就對科學有興趣，之後就讀麥克馬斯特大學（McMaster University），畢業後進入威斯康辛大學深造，並於一九五八年取得生物化學博士學位。他計畫畢業後回加拿大工作，但景氣不樂觀。因此，他成為傑克森實驗室一員，原先打算只待一、兩年，不過如他（二〇一四年逝世）所說：「傑克森實驗室的環境很棒，同

＊原註：這種老鼠的學名為*ob/ob*。基因命名法中，學名以斜體表示並重複兩次代表該基因的對偶基因均具有缺陷。為方便指涉，本書均以*ob*簡稱此基因。

事人都很好，還有世界級的老鼠實驗樣本，因此我始終都在這個單位從事研究工作。不過，我從沒想過自己會致力於研究肥胖症與糖尿病等疾病。」

一九六五年某一天，研究人員請寇爾曼幫忙分析實驗室新培育的胖老鼠。這種名為「*db*」的老鼠與*ob*老鼠不同，牠們不只體型肥胖，糖尿病的症狀也更嚴重。寇爾曼研究數週後突然有種直覺，認為*db*老鼠的血液中一定有某些特殊物質致使糖尿病加劇。他進行一項實驗，將*db*老鼠的血液輸入*ob*老鼠體內，觀察其身體變化。他運用一種名為「異種共生」（parabiosis）的生理學技術縫合兩種老鼠的組織，讓牠們交換血液。如果*db*老鼠的血液具有導致嚴重糖尿病的物質，那麼輸入其血液的*ob*老鼠應該也會出現相同症狀。

寇爾曼替這些老鼠進行精密複雜的手術後，耐心等待實驗結果，卻有了意料之外的發現。當兩隻老鼠的血液結合、*ob*老鼠吸收*db*老鼠的血液後，並未出現與*db*老鼠一樣的症狀。如寇爾曼所料，*ob*老鼠的糖尿病與肥胖症並未惡化，而是越變越「瘦」。這隻*ob*老鼠之前的體型是同種老鼠的三倍，曾經食慾旺盛，如今卻胃口不佳，拒絕進食，最後死於飢餓。

至於*db*老鼠則沒有任何變化。組織縫合前，這兩種老鼠都沒有胃口不佳與瘦弱的特徵，但縫合之後*ob*老鼠卻持續變瘦。於是，寇爾曼縫合正常老鼠的組織與*db*老鼠的組織，繼續觀察。令人意外的是，正常老鼠也同樣沒有食慾，最終因缺乏營養而死。

寇爾曼感到不可思議，反覆思索箇中玄機。*db* 老鼠的血液中含有可強力抑制食慾的物質。這項物質抹除 *ob* 與正常老鼠進食的慾望，但對 *db* 老鼠的胃口卻絲毫沒有影響。寇爾曼推論，*db* 老鼠之所以變胖，是因為牠無法對自身血液中的循環物質做出回應，而 *ob* 老鼠變胖則是因為牠的血液中根本沒有這種循環物質。這項結論令寇爾曼大為振奮。無論這個物質為何，都將可能成為肥胖症的解藥。

住院治療

萊拉的體重逼近正常人的三倍，各種她能取得的醫療諮詢都解決不了這個問題。她胖到走路時大腿會互相摩擦導致疼痛。醫生為她的雙腳動手術，彌補體重造成的傷害，另外還進行抽脂手術，減輕走動的疼痛。然而這些措施撐不了多久，因為萊拉的食量仍然不減，不到幾個月她身上的脂肪又全都回來了。

不久後，她開始無法與朋友在操場跑跑跳跳，也無法與弟妹們在家中庭院玩耍嬉鬧。她不能像其他同齡兒童一樣過正常的生活。她覺得自己很悲慘，但還是克制不住狂吃的衝動。

醫生們無計可施，建議萊拉的父母將她轉至能夠嚴格控制飲食的醫院。因此，他們只能忍痛讓七歲大的女兒長期住院接受治療。

轉院後，負責照顧萊拉的醫護們每天都小心分配食物分量，仔細記錄她的飲食。除了經常替她量體重之外，也持續監測她的荷爾蒙與新陳代謝指數。過了幾週，醫生發現萊拉增重的情況減緩，肯定治療方向是正確的。之後又過了幾個月，萊拉的體重卻不如他們預期的有所減輕。轉院六個月後，她還是不斷變胖，只是增重的速度變慢而已。

萊拉在嚴格管制飲食的環境下仍然不停變胖，顯示其中一定存在某些科學因素。更糟的是，這個問題開始擴大。萊拉兩歲大的表弟也出現吃不停和肥胖的症狀。某種莫名的疾病正在這個家族中蔓延。

科學是最終的解藥

寇爾曼於一九七三年發表的 *ob/db* 老鼠實驗結果震撼學界，他假定血液中具有某種可能誘發食慾的神祕物質。這促使數間實驗室開始在研究上相互較勁，因為若能搶先發現這個物質，將是科學界的一大突破，也能名利雙收。寇爾曼試著在*db*老鼠的血液中析出這項物質，但工程遠比想像中困難多了。光陰流逝，學界還是一無所獲，有些科學家甚至懷疑這項物質根本不存在。看來，他們需要一位新生代的分子生物學家才能解決這個問題，而他就是傑佛瑞．佛里曼（Jeffrey Friedman）。

佛里曼天生註定從事科學研究，但他年近三十歲才發現自己有這方面的天賦。現年六十多歲的他身高一百八十二公分，身材挺拔，有著一頭捲翹棕髮，還戴著鑲金邊的眼鏡。高䠷的身材自然成為他在運動方面的優勢。他表示：「我籃球打得不錯，水準不輸一些頂尖的籃球員。我也擅長網球。但我比同年級的一些孩子小了幾歲，發育也比較晚，所以沒能加入任何運動校隊。雖然如此，我仍在運動上投入很多時間和心力。」由此可見他的好勝心，而這項特質也深刻影響了他往後的事業。

佛里曼念高中時，家人鼓勵他讀醫科。他說：「我的祖父母都是外來移民。猶太移民普遍都希望子女學醫，認為醫生不但受人尊敬，收入也穩定。我的父親就是醫生，他似乎一直都期望我也能繼承衣缽……我成為運動員的希望破滅後，父母建議我申請倫斯勒理工學院（Rensselaer Polytechnic Institute）的六年期醫學課程。」從佛里曼的敘述看來，他的父母認為他「命中註定」要當個醫生。

就讀醫學院期間，佛里曼嘗試做研究，但起初並不順利。他向《臨床醫學研究期刊》（*Journal of Clinical Investigation, JCI*）投稿。第一次審查退回他的研究，審稿結果通知書中詳述了缺失為何以及可以如何改進；另一次審查表示這篇論文不該登在《臨床醫學研究期刊》或其他期刊中。他回憶：「兩次的審查結果令我永生難忘。老實說，當時我認為研究發表是極具意義的學術成就，但我萬萬沒想到自己將來也會寫出一篇開創性的科學論文。」

一九七六年，年僅二十二歲的佛里曼取得醫學博士學位，成就斐然。進入波士頓布萊根婦女醫院（Brigham and Women's Hospital）擔任胃腸科住院實習醫師之前，他有一年的空閒時間，因此申請成為紐約市洛克菲勒大學的短期研究員。他在研究期間結識了研究人員瑪麗·珍妮·克里克（Mary Jeanne Kreek），因而投入生物化學影響動物行為的研究。後來，他開始協助克里克研究麻醉藥對大腦的影響。「我覺得很神奇，大腦中影響我們行為與情緒的分子並非抽象虛幻，而是可以傳導訊息的具體物質。」

那年，佛里曼還認識了一位長期研究*ob*老鼠的學者布魯斯·斯奈德（Bruce Schneider）。透過斯奈德的研究，佛里曼意識到也許可在這種老鼠身上發現控制行為的分子。然而，斯奈德對這項可能性的熱切期待使佛里曼陷入進退兩難的處境，讓他不知該留下繼續研究，或是投入布萊根婦女醫院的實習訓練。當年醫學院的同學都已正式執業、收入穩定，他卻還在猶豫是否該繼續研究生涯。當醫生可以滿足家人的期望，但從事研究的樂趣卻是他所嚮往的。

最後，佛里曼決定放棄胃腸科住院實習醫師的職位，並在一九八一年進入洛克菲勒大學攻讀博士。他父親對此相當不悅。佛里曼說：「我記得他當時嘲弄地說：『太好了，這樣你就能領博士的薪水了。』他故意讓我有罪惡感，讓我在選擇自己所愛的同時，為沒能實現他的夢想感到內疚，但是當醫生真的不是我想要的。」對佛里曼而言，在家族傳統的束縛下放棄德高望重且待遇優渥的醫師職位，並不容易。

儘管因此與家人不睦，佛里曼在洛克菲勒大學卻過著如魚得水的研究生活。他與詹姆士．達尼爾（James Darnell）一同做研究。達尼爾是頂尖的分子生物學者，專門研究DNA如何轉變為能影響人體的細胞成分。佛里曼表示：「當時我便知道這是未來的研究趨勢，研究如何啟動和關閉基因並觀察細胞功能的變化。這是生物學界令人興奮的重大發展。」

佛里曼於一九八六年取得博士學位後，便在洛克菲勒成立自己的實驗室，同時也開始對十多年前寇爾曼發現的不明物質產生興趣。各方學者熱烈討論寇爾曼提出的假說，但仍毫無斬獲。佛里曼曾經請寇爾曼協助檢視自己的研究成果，但後者表示自己因為一直沒有合適工具可辨認*ob*老鼠體內的不明物質，早已放棄這項研究。即便如此，佛里曼仍然相信可以利用某種分子生物學技術探索*ob*老鼠的基因，進而發現這項關鍵物質。他說：「我在一九八四到一九八五年之間擬定了複製*ob*老鼠基因的計畫，雖然我知道這項工程會非常耗時，也具有一定風險。」

佛里曼是一位聰明自負、好勝心強的學者，可惜遲遲未能闖出名號。若他能發現這項神祕物質，不僅可打響名氣，也能證明自己選擇研究這條路是對的。他說：「我野心勃勃，渴望也相信複製*ob*老鼠的基因能替自己帶來成功。另外，對這個缺陷基因的強烈好奇也是驅使我研究的動力。如果你仔細觀察*ob*老鼠，就會覺得不可思議，區區一個變異基因竟能讓牠不停狂吃，而且體重是正常老鼠的三倍。*ob*老鼠證明分子能夠控制行為。明顯地，無論這個基因為何，都具有極高的重要性。」

一九八六年，佛里曼在洛克菲勒正式成立實驗室與研究團隊，投入*ob*老鼠的研究競賽。一旦發現*ob*老鼠的基因，科學家就能進一步探索這個基因製造的蛋白質為何，以及這種蛋白質對生物有何影響。然而，這項研究的風險極高。過去的學者研究基因時，會先從基因製造的產物——蛋白質——著手，剖析蛋白質再回頭了解基因本身。不過，就*ob*老鼠的基因而言，他們並沒有蛋白質可分析。寇爾曼假定*ob*老鼠基因所製造的蛋白質，實際上就是學者們急欲尋找的不明物質。因此，佛里曼只能先從基因開始進行複製，接著利用基因複本找出生成的蛋白質，再確認它是否即為這項關鍵物質，最後才能探究基因變異如何產生導致肥胖的缺陷蛋白質。光是要在成千上萬個基因中辨識出*ob*基因就工程浩大。

想知道尋找一個基因為何如此困難，我們必須先了解基因的成分——DNA（deoxyribonucleic acid，去氧核糖核酸）。DNA包含所有引導人體發育及維持機能運作的主要密碼指令。它是一種巨型分子，具有雙股螺旋長鏈架構，內部由形似階梯的骨架所支撐，而每一支骨架均由兩個名為鹼基的互連次單元組成，因此稱為「鹼基對」（base pair）。人類DNA具有超過三十億組鹼基對。由於DNA分子體積龐大，因此自己會扭曲、盤繞並摺疊成球鏈狀的染色體。人體每個細胞共有二十三對、四十六個染色體。

每一個染色體可再細分為基因。基因包含人體每個蛋白質的DNA密碼，而我們的器官與組織正是由蛋白質所構成。蛋白質建立細胞的架構，並在人體中執行各種功能。人類的染色體中約有二千個包含蛋白質密碼的基因。我們可將染色體與基因比喻為圖書館裡的藏書。DNA就像圖書館，染色體好比書架，而基因是書籍，每一本書都記載著解碼人體蛋白質的指令，以發揮每一種蛋白質的功能。

並非所有細胞都具有相同的蛋白質。例如，眼睛的細胞不一定會生成與膀胱相同的蛋白質細胞，因為身體部位的功能各異。我們體內的每個細胞都包含了自身DNA的複製品，不同的基因由不同的細胞所「表現」（最終轉譯成蛋白質），視該細胞的角色而定。一旦確定蛋白質由哪個細胞轉譯，科學家便能複製其基因，並利用複本基因製造蛋白質。等到蛋白質數量足夠時，便可透過各種方式進行實驗，了解其在人體中的功能。

在偌大的DNA基因庫中尋找*ob*基因有如大海撈針。科學家知道有這個基因，但不知道它位於何處。耗費數年尋找一個基因等於孤注一擲，若失敗了，這些努力將從此在學術界銷聲匿跡；若成功了，名聲與榮譽即隨之而來。更棘手的是，*ob*為隱性基因，表示不一定會出現於每個世代，因此要縮小可能包含該基因的染色體的範圍更加艱難。在同事魯道夫．雷貝爾（Rudolph Leibel）協助下，佛里曼的團隊必須檢視橫跨數個世代的正常老鼠與肥胖老鼠的樣本。這需要投入大量的時間及毅力，心志不夠堅定的人無法勝任這項工作。

佛里曼以堅撓不屈的決心引領實驗團隊展開這項任務。他們一次配對一組老鼠，檢查牠們是否遺傳了肥胖特徵。他們發現，同組兩隻老鼠都遺傳的特徵，通常也會出現在人類基因組的相近基因中，因此可用這種方法來追蹤*ob*基因。佛里曼與同事們一共養殖了一千六百隻老鼠，並且持續分析比對牠們的DNA形式。他回憶道：「分析DNA的工作一成不變且乏味，唯一的樂趣是發現*ob*基因的可能性。」

單單是透過交互繁殖老鼠與分析基因這個階段，就可能得花上八年的時間。

佛里曼在DNA上做標記、撰寫分析原則，希望藉此尋得*ob*基因，但這樣還不夠。他必須想出縮小基因範圍的新方法。他們聽說有一種顯微解剖技術，當時全世界僅有少數學者採用。這種技術可精密切割染色體，有利於查找基因。研究人員會以培養菌養殖細胞並餵食食鹽水，之後再將細胞放入載玻片中以顯微鏡觀察。細胞移入載玻片時會受到擠壓，使其染色體湧出，接著他們再將載玻片翻面，並放至顯微鏡下觀察。之後，就能以微型切割工具分離染色體，取出欲研究的基因。這實在是一段繁複又艱辛的過程。

回憶這段時期，佛里曼說：「頭三年你只覺得興奮，終於可以實際做研究了。之前，這一切顯得遙不可及。就讀醫學院時，沒人知道囊狀纖維化或肌肉萎縮基因是什麼玩意兒，如今這些基因都有複製品了。透過分析研究找出突變基因是最令我期待的事。但這些年來，我慢慢了解到這項研究有多花時間，以及其中的不確定性有多高。」科學界的競爭越趨白熱化，如果有人搶先發現了這個基因，佛里曼投入的心血就白費了。他表示：「我決定竭盡所能地努力研究，要是最後失敗了，才不會後悔。」

終究必須出院

儘管萊拉的體重仍舊不斷上升，最終還是必須返家自行調理。她很可能會在極度飢餓的痛苦與過度肥胖的羞愧中度過餘生，甚至因肥胖引起的併發症提早離開人世。

負責治療萊拉的醫療團隊中，有一位名為榭拉・穆罕默德（Shehla Mohammed）的臨床遺傳學家希望在她出院前再放手一搏。不久前，她曾與史蒂芬・歐拉希利（Stephen O'Rahilly）討論萊拉的案例。歐拉希利於英國劍橋大學附屬的阿登布魯克醫院（Addenbrooke's Hospital）擔任新陳代謝醫學科教授，過去曾發現導致一名病患肥胖的原因是出自其體內具有前轉變酶1（proconvertase-1）荷爾蒙的基因。該名病患自兩歲起便莫名過重，但歐拉希利發現她是因為體內的基因變異，身體才無法分泌功能性胰島素。

歐拉希利回想那起案例：「我們發現她的血液具有大量異常荷爾蒙原，也就是正常荷爾蒙的前驅物質，但是她無法將這些物質轉換成一般的荷爾蒙。可以肯定的是，這一定與她的肥胖症狀有關。我心想：『天啊，如果世上真的存在導致肥胖的內分泌缺陷基因，就代表我們的體重可以透過生物技術來控制。實際上，許多重度肥胖的患者也具有內分泌系統的缺陷。』想到這裡我恍然大悟，完全顛覆以往對肥胖所抱持的觀念，就像腦中有盞燈被點亮了。身體脂肪的儲存不光是人類本身或社會壓力就能支配的。」

不久後，歐拉希利以肥胖症的新穎研究而成為知名的內分泌學家，此外也十分擅長解決疑難雜症，能夠洞察別人無法找出的潛在病因。穆罕默德博士向歐拉希利告知萊拉的情況，問他是否能幫忙。

「我們做到了！」

佛里曼馬不停蹄地尋找*ob*基因。從一九八六年到一九九三年，他的實驗團隊不斷努力縮小基因範圍，但仍有二百二十萬組基因對尚待過濾。要準確挑出*ob*基因實在難如登天。佛里曼必須想出更有效的方式。他引進另一項工具，將DNA片段插入經過特殊設計以承載老鼠DNA的人工酵素株。科學家已全面掌握這種酵素細胞的特性，如果加以應用，便可進行其他實驗並採用解剖技術，將搜索的範圍縮減至六十五萬組基因對。幾個月過去了。佛里曼回憶：「這段期間大家都神經緊繃，感覺離*ob*基因很近，但還是找不到它。」

同時，他們也面臨其他科學家帶來的巨大壓力。佛里曼聽說，西雅圖、波士頓及日本都有實驗室投入*ob*基因研究，希望能比他早一步奪得先機。他深知在科學的領域中唯有拔得頭籌的人才能贏得關注。意識到競爭日益激烈，他加緊實驗腳步。他說：「那時我很擔心哪天接到學界傳來有人發現*ob*基因的消息，然後被安慰說失敗是常有的事。這是一場刺激的冒險，如果失敗，我可能會崩潰。每次有相關領域的人打電話來，我都在想是不是要通知我有人發現了*ob*基因。」

其實佛里曼無須如此憂心，因為他把生活重心全放在*ob*基因上，研究進度早已大幅超越其他科學家。「那段日子我的生活接近停擺。當時我已認識現在的妻子，也是我孩子的母親，但我執意等到研究告一段落才結婚。當時我有點走火入魔，腦裡想的全是如何在研究上做出突破。」

此時出現了另一項阻礙——資金。佛里曼獲得研究補助，但他也說：「事實擺在眼前，如果我們在下一次研究審查前仍無法找到基因，就可能再也領不到補助了。」佛里曼一邊要對抗其他學者、為了研究預算掙扎，一邊還得證明自己在學界理應擁有一席之地。他背負著前所未有的沉重壓力，但這一切都只讓他更加賣力地從事研究。他運用外顯子捕獲法（exon trapping）順利將研究樣本縮減至數百個基因對，挺進另一個階段。*ob*基因近在咫尺，他的研究團隊如此期待著。他們在浩瀚無垠的大海中殷殷盼尋的那一根針就在不遠處了。

尋覓*ob*基因之際，他們有了一項驚人發現。DNA中表現*ob*特性的區塊似乎製造了一種只能由脂肪細胞生成的蛋白質。*ob*基因對生物體造成的肥胖影響似乎全源自脂肪。他們發現*ob*基因主要以脂肪的形式呈現，意味著脂肪實際上正是左右自己的操縱者。佛里曼了解到這個可能性後，興奮得睡不著覺，誓言非得找到*ob*基因不可。

一九九四年五月某個週六早晨，佛里曼往*ob*基因邁進了一大步。前一天，他一如往常到實驗室繼續研究。這天，一位證實脂肪細胞表現*ob*基因特性的同事請假參加婚禮。佛里曼有要事詢問卻聯絡不到她，於是從她的研究紀錄找到獨自進行實驗所需的資料。他一路工作到晚上，準備好研究脂肪是否具有*ob*基因的最後一項實驗後便返家休息。他徹夜難眠，隔天清晨又回到實驗室工作。

週日早上，佛里曼發現了*ob*基因。他找到了*ob*基因及其製造的蛋白質，並確定這個基因只會在脂肪組織發揮作用。他說：「我接著深入檢視這個基因，不只進一步確認它就是*ob*，也印證寇爾曼的假說可能屬實。剎那間我茅塞頓開，高興得不能自己。我一時腿軟站不穩，只能靠著暗室的牆，連忙打電話通知女友這個好消息。*ob*基因位於我們先前假設的染色體位置，只是形式不同。出乎意料的是，雖然我們以為它可能出現在任何地方，但最後還是在脂肪裡找到它。發現它的當下真的很不可思議，這也是我有生以來遇過最神奇的事。」

佛里曼的研究證實*ob*基因的確會製造一種只存在於脂肪細胞的蛋白質。如果脂肪細胞含有正常的*ob*基因以生成正常的蛋白質，*ob*老鼠就不會出現肥胖的症狀；假如脂肪細胞具有突變的*ob*基因，就會產生變異的蛋白質，導致老鼠食慾大增、越吃越胖。脂肪藉由製造可以控制食慾的蛋白質，證明自己是個聰明、具有功用且能掌握自身命運的器官。佛里曼與同事們欣喜若狂，到酒吧大肆慶祝。他對夥伴們說：「這是一項了不起的發現。」

這項發現的確不凡，但是研究還沒結束。佛里曼知道*ob*基因位於何處後，便開始複製基因、製造對應的蛋白質。等到有了足夠的蛋白質後，他們在老鼠身上進行實驗，並發現只要正常老鼠施打蛋白質就會變瘦。這些老鼠的肌肉或骨骼都沒有變化，唯獨脂肪消失了。將這種蛋白質注入*ob*老鼠（即在寇爾曼的實驗中與*db*老鼠血液結合後餓死的那種老鼠）體內後，牠們也一樣變瘦了。不過，這種蛋白質在*db*老鼠身上卻沒有發生任何作用。佛里曼引用寇爾曼近二十年前的研究結果，正式宣布自己找到了這項不明物質。

佛里曼肯定這項由*ob*基因製造的物質為脂肪分泌的小型蛋白質，而且與荷爾蒙一樣經由血管在生物體內循環。正常情況下，這項蛋白質負責抑制食慾，但*ob*老鼠由於基因變異導致該蛋白質有缺陷，因此無法控制食慾。至於*db*老鼠，儘管體內具有大量該蛋白質，卻莫名不受影響，正如寇爾曼所預測。

佛里曼接著進行人體實驗，並在受試者身上發現了與老鼠相同的*ob*基因和不明物質。他將人體內的這項不明物質注入*ob*老鼠體內，結果老鼠確實出現了體重下降的情況。他將這個由*ob*基因製造的小型蛋白質稱為「瘦素」（leptin，由希臘字根*leptos*〔瘦〕衍生而來）。

佛里曼的研究結果分別在一九九四及九五年發表於《自然》（*Nature*）與《科學》（*Science*）期刊，為科學界掀起一波熱議。學者們感到不可置信，長久以來，脂肪這種油膩的惰性組織被視為健康剋星，但它竟然擁有意志，甚至還能控制人類的行為？

佛里曼補充說：「這非常奇妙。我們的研究反映了大自然的奧妙。上天為生物設計了一套管理養分的規則。一個人每年消耗數百萬卡熱量，其中有部分能量以脂肪的形式儲存在體內，而脂肪勢必得依照某種規則運作，這一點無可否認。那麼，大自然如何管理不計其數的熱量呢？顯然，老天創造了一種荷爾蒙，也就是瘦素，來準確控制我們身上儲存的所有熱量。」

這項發表在學界吹起一股研究瘦素對人體影響的熱潮。根據佛里曼及其他學者的研究，脂肪組織的數量決定了基因分泌多少瘦素。瘦素經由脂肪進入血液，附著在調節食慾的大腦下視丘。大腦會先確定人體吸收足夠的脂肪，再發出停止進食的訊號。科學家也指出，*db* 老鼠的腦部具有不良的瘦素接收器，阻礙瘦素依附於腦部，因此無法記錄蛋白質。這正是為何 *db* 老鼠施打再多瘦素也不受影響的緣故。另一方面，*ob* 老鼠的腦部擁有正常的瘦素接收器，卻無法製造足夠的有效瘦素，所以接收器起不了作用。

佛里曼的研究重新闡釋了脂肪的定義，創造嶄新的科學領域。脂肪不再只是油脂，而是貨真價實的內分泌器官，對人體影響深遠。脂肪藉由瘦素「發聲」，向大腦下達停止進食的指令。若瘦素拒絕傳遞訊息，我們就會吃個不停。

佛里曼指出：「我們得到了美妙的結果。這個結果之所以美妙，是因為這張 X 光片對某些人來說可能只是幾滴物質，但對我和其他學者而言顯現的卻是一種不可思議的力量，說明了大自然如何解決一個複雜的問題。從某種角度看來，這正是美的本質，蘊含極其深奧且歷久彌新的意義。」

瘦素的發現為脂肪代謝障礙患者帶來福音，他們終於可以脫離因為缺乏脂肪細胞而受苦受難的日子了。就像前一章提到的克莉絲汀娜，這些病患由於沒有脂肪，無法製造瘦素，因此無止境地吃喝。過去，這種消蝕人心的煎熬無藥可解，致使許多患者英年早逝。科學家在發現瘦素後終於解開這道醫學之謎，並且透過研究證實它可用於治療肥胖症，而瘦素也的確救了克莉絲汀娜一命。

發現瘦素對於醫學發展意義非凡，幕後功臣佛里曼與寇爾曼於二〇一〇年獲頒拉斯克獎（Lasker Award）*。佛里曼如願在科學界占有一席之地，也讓父親引以為傲。

萊拉的解藥

歐拉希利教授曾拜讀佛里曼對*ob*基因及肥胖症的研究，受其啟發甚深。他看過萊拉的病歷後，直覺萊拉可能具有變異的*ob*基因，因為她與*ob*老鼠有許多症狀都相同，例如重度肥胖、食慾不受控制與胰島素極高等。為了印證這個直覺，他從萊拉身上取得皮膚

＊譯註：該獎項為醫學領域的崇高榮譽之一，表彰對醫學科學領域有傑出貢獻的研究者。

切片樣本，交由旗下的醫療團隊進行基因分析，檢視她是否具有突變的*ob*基因。他們利用膠體電泳法分離基因帶，根據基因帶在膠體中的分布來區辨基因。然而，實驗結果不符歐拉希利預期，萊拉體內並沒有*ob*基因。

歐拉希利非常沮喪，原以為自己能夠發現第一個具有*ob*基因突變的人類案例，如今不但希望落空，也還是解不開萊拉食量無窮與體重不停上升的原因。

幾個月之後，實驗室來了一位新進臨床研究人員薩達芙·法魯奇（Sadaf Farooqi）。她的第一個任務是評估量測血液所含瘦素量的新實驗。這項實驗看似可行，因此歐拉希利請她測試萊拉與其表弟的血液樣本。法魯奇回想：「由於脂肪會製造瘦素，加上這對表姊弟嚴重肥胖，我預期他們的血液具有大量瘦素，但從他們體內卻測不到瘦素。我第一個念頭是：『這太不尋常，一定是我用錯方法。』因為樣本數不夠，無法再次測試，因此我請他們的家人抽血取樣，他們也一樣沒有瘦素。我心想：『不會吧！這太詭異了。』」

因此，歐拉希利的實驗團隊又回過頭研究先前替萊拉做的ＤＮＡ分析報告，仔細檢視基因帶的分布狀況。他們注意到異狀：有個基因帶因為與另一個基因帶距離過近，因而先前未能測出。這個新發現的基因帶正代表著突變的*ob*基因，而且這個基因的對偶基因都發生了突變。這證明歐拉希利一開始的直覺是對的。萊拉體內的確具有變異的*ob*基因，而且缺乏瘦素，完全解釋了她為何控制不了食慾。

然而，他們需要持續在病患身上施打瘦素進行測試。為了治療萊拉，歐拉希利與向洛克菲勒大學取得瘦素代理權的公司聯繫，對方也同意配合療程提供瘦素。之後，歐拉希利與法魯奇固定每天為萊拉施打瘦素，她的食慾也大幅降低，一反數月前的失控狀態，現在餐餐都吃得很少。回想治療的經過，歐拉希利說：「很神奇，病患對瘦素的反應非常明顯。施打瘦素不到四天，她的食量就大幅減少，而且能夠有效維持。她現在的食量是之前的四分之一，成功從進食機器變回正常的兒童了。」

進一步研究也指出，瘦素除了能降低食慾，還與脂肪的代謝有關。體內沒有瘦素的老鼠不但會狂吃，而且通常活動力較低、燃燒的脂肪也較少。缺乏瘦素的萊拉無時無刻都在吃，卻無法正常燃燒脂肪，因此即便她住院接受嚴格的熱量控制，體重還是不斷上升。

注射瘦素半年後，萊拉減掉了十六公斤，罹患糖尿病與心臟病的機率降至正常範圍，也能自由走動了。持續補充瘦素，讓她重拾與正常孩子一樣的生活。

萊拉的表弟也經歐拉希利與法魯奇診斷出具有不良的*ob*基因。變異基因透過家族的血緣關係得以遺傳後代。幸運地，萊拉的表弟確診時還停留在蹣跚學步的階段，施打瘦素讓他免受萊拉曾經歷的痛苦折磨。

自歐拉希利與法魯奇成功治癒萊拉後，至今已診斷出三十位具有突變*ob*基因的兒童。歐拉希利表示：「在其他國家，許多帶有這種基因的兒童活不到十歲或二十歲。他們的肥胖不僅牽涉到外表，還會損害他們的免疫系統，甚至可能會致命。脂肪導致他們肺部感染，無法正常呼吸。」

自此，歐拉希利不斷提倡從生物學的角度了解肥胖原因。「大眾還是想不透為何一個小小的基因會導致肥胖。它是個可以左右生物行為的基因。不管說多少次，很多人還是難以接受，我想這是因為人們不願面對自己無法掌握一切的事實。其實，許多醫生仍然難以接受大腦基因變異會導致生物不斷進食以尋求飽足感。」

儘管佛里曼的研究受到不少質疑，某些人卻因此受惠良多，萊拉就是其中之一。她因持續注射瘦素得以維持正常體重、過著滿足的生活。現在她從大學畢業了，不只年輕貌美、剛步入職場，也即將嫁為人妻。

瘦素的發現標誌了科學發展的里程碑，但在人類探索脂肪奧祕的路途上僅僅只是起點。自此，人們逐漸了解脂肪的學問博大精深，學者也發現數種專由脂肪製造與分泌的荷爾蒙，包含脂聯素（adiponectin）、阻抗素（resistin）、脂肪酶（adipsin）、視網醇結合蛋白 4（retinol binding protein 4）、穿膜蛋白（adiponutrin）及內臟脂肪素（visfatin）等，探索它們在人體中扮演了哪些角色。其中最具代表性的荷爾蒙為脂聯素，其經實驗證實為平衡脂肪分布的重要物質（第四章將詳述）。透過種種研究，脂肪日益證明其為聰明靈巧的內分泌器官，懂得利用各種方式傳達訊息。

3 我們的生命全繫於脂肪

如我們所見，科學界最終還是接受了脂肪能與其他組織交互作用的事實，承認它對人體健康不可或缺。然而，脂肪的功用不止於此，它可以擴大腦容量、強化骨骼與免疫系統、幫助傷口癒合，甚至還能延長人類的壽命。脂肪正發揮著人們始料未及的功能。

大部分出人意料的研究要感謝一群科學家堅持不懈的努力。他們儘管遭受同業冷嘲熱諷，依然致力將先人的研究成果發揚光大。其中，我們要特別感謝一位學者，由於她的堅持，我們才得以認識脂肪與生育之間的關聯。

脂肪賦予我們生命

蘿絲·弗里希（Rose Frisch）博士於哈佛公共衛生學院擔任研究院士超過四十五年。她是學術界的先驅，不只因為她是第一位從事脂肪研究的女性學者，也因為她勇於冒險，還能針砭他人不察之處。

弗里希於一九四三年取得威斯康辛大學基因學博士學位，論文以人類生長率為題。隨著時代演進，基因學界日益注重分子研究，然而弗里希感興趣的是更廣泛的領域。因此，她申請進入專門研究人口變化及其社經影響的哈佛大學人口研究中心工作。她非常渴望成為研究中心一員，甚至接受基層的研究助理職位，領取時薪只有幾美元的微薄薪資。幸運的是，她的先生任教於麻省理工學院，因此她能全心追求自己嚮往的工作。

一九七五年，弗里希榮獲古根漢紀念基金會（John Simon Guggenheim Memorial Foundation）頒發研究員獎金，基金會問她在哈佛大學人口研究中心待遇如何，卻被她的答案嚇了一跳。他們以為弗里希沒聽清楚問題，又強調一次：「我們問的不是月薪，是年薪。」弗里希回答：「這就是我的年薪。」消息傳出後，哈佛大學人口研究中心深感歉疚，替她加了薪。

弗里希的研究夥伴是主管羅傑．雷維爾（Roger Revelle）。她的第一項研究專案是預測全球人口糧食需求，首先必須取得開發中國家人民的體重數據，再預估他們的熱量需求。弗里希負責蒐集數千筆資訊這項繁複又乏味的工作。統整資料時，她注意到一種預期之外的模式：女孩在成長階段中，體重增加最多的時期似乎都落在初經（青春期第一次月經）之前。這是個有趣的現象，更奇特的是，不同年齡的女孩體重增加的高峰期會依所在地區而異。例如，居住於巴基斯坦都會地區的女孩平均在十二歲時達到體重增加的高峰，接著很快就有初經；但生活在貧窮鄉村地區的女孩則晚了兩年，直到十四歲才進入青春期，並出現最大幅度的體重增加。究竟何以會有如此差異呢？

之前已有研究證實青春期與身高有關，但從未有人提出青春期與體重有關的理論。弗里希曾詢問其他相關領域的科學家，為何一直沒有這方面的研究出現。他們表示，女性的體重不值得研究，因為其中牽涉太多因素，深入探究得不到什麼結果。儘管如此，弗里希仍堅信自己的研究方向，繼續前進。進一步分析後，她發現少女們不論何時發育成熟，在初經來臨之前都會變胖，也就是女孩體重平均達到四十六至四十七公斤之時。儘管原因不明，但體重確實對青春期影響重大。

弗里希對這項發現極有自信，在一九七〇年與雷維爾共同將研究發表於美國科學促進會（American Association for the Advancement of Science）所出版的權威《科學》期刊，提出體重和女性的健康與生育能力息息相關的理論。不過，學界非但未欣然認可，反而輕蔑回應，質疑體重怎麼可能影響發育，以及蘿絲．弗里希又是何人。

弗里希在一場小兒科醫師研討會中演講時，也遭到冷漠對待。演講結束時，底下一片漠然。過了一會兒，一位觀眾終於打破令人尷尬的沉默：「弗里希博士，你是什麼背景？」面對這個不友善的問題，她回答：「我是基因學博士。」接著他又問：「那羅傑．雷維爾又是誰？」她答：「羅傑是海洋學家，也是我任職的哈佛大學人口研究中心負責人。」語畢又是一片靜默。還有一次她向一群頂尖經濟學家發表關於人口福利的演說，發現他們對初經一無所知，居然還以為那是某種蔬菜的名稱！

弗里希不只在外遭受無情的質疑，在任職的哈佛大學人口研究中心也未獲認同。哈佛大學人口研究中心主任麗莎．伯克曼（Lisa Berkman）接受《紐約時報》（*New York Times*）訪問談到弗里希時表示：「她的角色很艱難，不只因為她是女性，也因為她談論的主題如性、初經與生育等皆非大眾關注的議題。如果今天她是研究中心的祕書，那些男人一定對她使來喚去。她只是區區一個小研究員，卻擁有學者般卓越的研究能力。」

弗里希的研究所收到的回應也不全是負面的。一群內分泌學與生殖生物學專家支持她的理論。此外，擇善固執的個性也成為她的助力。哈佛公共衛生學院的生物統計學者葛瑞絲．懷霞（Grace Wyshak）是弗里希親密的夥伴與好友。她們一起進行許多研究，在這個有時對女性學者或其研究主題不友善的環境中互相扶持。懷霞說：「蘿絲堅守自己的研究，頑強不屈。她從來不會說：『他們不喜歡我的研究，我放棄好了。』她非常努力地繼續做研究。」

如此的韌性驅使弗里希不斷挖掘真相，希望找出體重的哪個因素啟動了青春期，究竟是水、肌肉、軟組織還是脂肪？弗里希透過體內水分重量估計與核磁共振造影技術（magnetic resonance imaging, MRI）等各種方式衡量女孩的身體組成。經過長時間分析，她發現青春期少女體內增加最多的組織是脂肪，在初經來臨之前，體脂肪成長了百分之一百二十，平均增重六公斤。弗里希因此判定，女性的身體至少需要百分之十七的脂肪才能在青春期時引發月經，當女孩到了十六歲時，則需要百分之二十二的脂肪以維持月經規律運行。如果她們的體脂肪未達這項標準，未來可能無法生育。這是一項驚人發現。人們一直認為女孩到了一定年紀就會進入青春期，但弗里希的研究指出，性發育其實與脂肪有直接的關聯。

對她而言，體脂肪與發育有關非常合理。新生兒的體重攸關其能否存活，而這與母親懷孕前後的體重也有關聯。脂肪是一種訊號，表示身體具有足夠養分孕育下一代。

一九七四年，弗里希在《科學》期刊上發表了〈月經週期：脂肪也足以影響維持或啟動月經的最低身高體重比〉（Menstrual cycles: Fatness as a Determinant of Minimum Weight for Height Necessary for their Maintenance or Onset）一文。這項研究同樣不受重視。她在哈佛醫

學院教授一門關於生育的課程，當中她引用自己的研究講述脂肪對人體的重要性，期待引來學生驚嘆，或至少激起這些準醫生的好奇心，結果卻完全相反，只見學生們全一臉無趣又不耐煩的模樣。她只能安慰自己，他們太年輕也還不夠了解女性，才會興趣缺缺。

過了一段時間，弗里希終於得到一些回應。她陸續接到幾位婦產科醫師的電話，他們為了解決病患的不孕問題尋求協助，也表示願意提供在體重與發育等方面的觀察經驗。一九七九年，來自紐約的放射科醫師勞倫斯・文森（Lawrence Vincent）致電弗里希。他的診所鄰近一間芭蕾舞教室，經常有練舞的學生因四肢受傷前來求診，讓他開始注意這些學生的健康狀況。他說：「她們量體重的時候，老師會在旁緊盯著體重計上的數字。誰體重超標，誰就死定了。」文森還經常在上班途中遇到練舞的學生，其中一位令他印象深刻：「我看到的不是一個剛上完芭蕾舞課、神采奕奕的學生，而是一位臉色蒼白憔悴、黑眼圈極深且眼神沮喪的十七歲女孩。她看起來病懨懨的，完全沒有芭蕾舞者應有的精神和活力，看起來糟透了。」後來他才知道，那個女孩當天只吃了一顆橘子和一片芒果，還練了七個小時的舞。因此，他希望與弗里希一同對這些芭蕾舞者進行研究。

他們組成一個研究樣本群，包含八十九名不同年紀和舞齡的舞者。他們訪問舞者並研究她們的病歷，發現只有百分之三十三的女孩有規律的月經週期，超過百分之二十二初經尚未來潮，其中有六位已超過十八歲。百分之三十三的受訪者月經不規律，百分之十五則已三個月沒來月經。這些舞者出現初經的平均年齡比一般少女晚了一歲。

有趣的是，月經不規律的舞者如果因傷中斷練舞，月經週期就會恢復正常（或初經來潮），但她們重回練舞的生活後，月經週期又變得不穩定。進一步研究顯示，月經規律的舞者普遍的體脂肪率為百分之二十二（與弗里希最初對少女進行研究所得的發現相同），而月經不規律的舞者體脂肪為百分之二十。至於月經遲遲未來的舞者的體脂肪則低於百分之十九。

這項發現令弗里希信心為之一振（儘管她希望這些舞者身體健康），她決定將研究範圍擴大至更廣泛的運動領域，因而徵求了二十一位游泳選手、十七位田徑員與十位非運動員人士，監測她們在訓練期間的月經狀況。結果發現，這些運動員初經來臨的平均年齡比一般女性晚了一年，但奇妙的是，如果她們在初經之前便開始接受運動訓練，發生初經的年齡平均會再延遲至十五．一歲，較初經後才接受訓練的女性又晚了一年，較一般女性則是晚了二．三年。結論是，這些女性運動員在初經來臨之前，只要運動訓練的時間多一年，開始進入青春期的年齡就會晚五個月。

根據弗里希的研究，運動過度與體脂肪過低會阻礙青春期展開。參與研究的運動員一旦增加食物攝取量，就會恢復正常的月經週期，其中有些人會因月經受劇烈訓練而延遲的時間較短，而比較快恢復週期。有些運動員則是只要體重增加或減少約一．五公斤，月經就會產生變化。

弗里希掌握如此精確的研究資料後開始發揮影響力，引起一些科學家與醫生的關注。看來，在此之前似乎沒人知道月經需要體脂肪才能維持，包含女性健康專家在內。研究發表之後的那幾年，弗里希經常接到女性運動員來電，詢問要增加多少體重才能受孕。弗里希的兒子亨利曾表示，一些因為母親的建議而順利懷孕產子的運動員為了向她致敬，甚至將出生的女兒取名為蘿絲。

生殖學家估計約有百分之十二的不孕女性為運動員，其中芭蕾舞者與長跑選手占了大宗。一些近期研究顯示，百分之二十七的舞者與百分之四十四的田徑員月經並不規律。

莎拉．喬伊斯（Sarah Joyce）是來自印第安納波利斯的頂尖長跑選手，在弗里希的研究中屬於較近代的案例。喬伊斯從小就熱愛跑步，後來成為馬拉松選手。二〇〇九年是她體能訓練的巔峰時期，身高一百五十五公分、體重三十九公斤的她，體脂肪不到〇．〇三公斤，幾近於〇。一直以來，她也許以為自己既苗條又健康，直到她試著懷孕時才發現並非如此。年僅二十幾歲的她無法受孕，原因是身材太過纖細、體脂肪不足。經過治療與增加食量後，喬伊斯才得以順利生下一女。之後，她接受ＡＢＣ新聞訪問時表示：「我的運動量可能太多了。如果要再生一胎，我會調整自己的飲食。」她反省道：「健康飲食與運動習慣之間應該要有個平衡點。我努力多吃一點，到後來我先生都叫我不要吃什麼都加堅果和起司。」

為什麼女人的身體需要脂肪才能啟動月經與生育能力呢？七〇年代，來自加州大學舊金山分校的佩恩提．斯特里（Pentti Siiteri）與德州大學西南醫學中心（Southwestern Medical Center）的保羅．麥當勞（Paul MacDonald）醫師發現，脂肪是雌激素的來源。女性身體的皮下脂肪（皮膚底下的脂肪）可利用芳香環酵素（aromatase）將雄激素（也就是男性荷爾蒙）轉換為雌激素。年輕女性的卵巢與脂肪會分泌雌激素（其中脂肪為停經後女性體內荷爾蒙的主要來源），倘若身材過瘦，分泌的雌激素結構就會比較弱，以致子宮無法像荷爾蒙正常時孕育胚胎。不難想像，這樣的女性在哺乳期也會遇到乳汁不足的問題。

一九九五年，傑佛瑞．佛里曼發現瘦素（第二章所述的飽足感荷爾蒙），揭露了脂肪與生育能力的另一項重大關聯。弗里希讀了佛里曼於《科學》期刊發表的研究後，將體脂肪與青春期的相關論文作品寄給他過目，尋求建議。佛里曼回應：「你可以試著拿老鼠做實驗，替不孕的老鼠注射瘦素，看看牠是否能恢復生育能力。」瘦素也是脂肪不足會損害生殖能力的另一個關鍵因素。不久，加州大學舊金山分校的法里德·謝哈卜（Farid Chehab）於《科學》期刊中提出，正常老鼠若施打瘦素，會比注射安慰劑的老鼠更早發育成熟，包含卵巢與子宮等生殖系統的發育也會比對照組的老鼠來得快。另外也有人類學研究指出，青春期少女體內的瘦素會激增，並可能影響啟動青春期的促性腺素釋素（gonadotropin-releasing hormone）之活性。如果脂肪未能製造足夠的瘦素以啟動青春期，就會導致發育遲緩。

脂肪過少不只會影響女性的生殖系統，成長中的男性如果沒有適當飲食，加上體重持續下降，一開始會出現性慾低落的症狀，前列腺液也會減少，到最後精子的活動力與壽命都會下降。假如體重急遽降低，例如比正常值低百分之二十五，精蟲量也會跟著減少。

因此，脂肪對於男性的發育同樣重要。一位二十二歲的土耳其男性的瘦素對偶基因都發生變異，體內只有極少量由脂肪分泌的荷爾蒙。他的睪丸素濃度極低、尚未進入青春期，不僅長不出體毛或鬍鬚，陰莖與睪丸也發育不良。他的一位三十四歲女性親屬也一樣擁有突變的瘦素基因，導致月經不規律。

兩人開始施打瘦素後，即使已屆成人年齡，仍立刻出現青春期的性徵。這名男子體內的睪丸素逐漸增多，肌肉變得更強壯有力，體毛變多，就連陰莖與睪丸也慢慢增大；女子則順利恢復正常的月經週期。

然而，科學家認為這對案例最顯著的特徵在於瘦素所引起的行為變化。除了因強烈飢餓感消失導致飲食行為改變外，瘦素也大幅提升他們的心智年齡。接受治療前，他們舉止幼稚、較為順從，但注射瘦素僅僅兩週後，在體重出現明顯變化之前，行為已越趨成熟，也比較有主見。由此可見，脂肪透過瘦素開啟了人類生理與心理發育的開關。但願現代那些執著於纖細身材、迫不及待長大的青少年能了解，脂肪對於他們的發育有多重要！

值得注意的是，體脂肪過少會阻礙發育，但過多也會造成問題。不論男女，如果身材肥胖，都會導致體內的雄雌激素比例失調。男性會有勃起障礙，女性則會出現月經不調的問題。因肥胖症而過度產生的雌激素、胰島素與瘦素會妨礙精密的生殖系統正常運作。總而言之，過少或過多的脂肪都不好。唯有脂肪適量，才能使孩子們正常發育。

大衛．霍夫曼（David Hoffman）是佛羅里達州一名生殖健康學者，每天都研讀弗里希等科學家的研究，從中獲益良多。他的研究對象為體脂率極低的運動員及芭蕾舞者。

他表示：「這些病患的許多問題都是因為體脂太少所致。我做了許多荷爾蒙相關實驗，希望最理想的情況是能確保她們具有足夠體力，並將她們的ＢＭＩ值（body mass index，身體質量指數）控制在十九至二十五之間，但有些病患一直無法達到這個標準。因此，我轉而讓她們保持健康飲食，看這樣是否能恢復正常的月經週期。」

洛杉磯生殖學者沙亨．戈迪爾（Shahin Ghadir）博士則說：「很遺憾地，南加州地區的眾多居民具有飲食障礙。」某些體重過輕的病人會罹患厭食症或貪食症，月經也通常會中斷。多次反覆實驗顯示，當這些病患的體重增加、體脂肪回升且ＢＭＩ提高，她們的卵巢又能正常排卵了。

霍夫曼補充：「太瘦和太胖的女性流產率也比較高。因此，體脂肪必須控制在適當範圍內。如果你太瘦，卵巢就會停止排卵，導致難以懷孕，因此某些女性若想懷孕，就必須減少運動量並調整減重計畫。但是，如果你太胖，例如ＢＭＩ超過三十四，脂肪組織分泌的雌激素就會過量，造成月經不規律及停止排卵，所以肥胖也不利懷孕。」

脂肪對人體健康舉足輕重。如果沒有脂肪，青春期、性發育和懷孕都不會發生。適量的脂肪對於繁衍生命是必要的。

蘿絲．弗里希於二〇一五年初逝世。遭受外界質疑數十年後，她發表的性別與冷門主題的相關研究終於獲得重視。近年來，全世界的婦產科均定期檢查病患的體重與脂肪組成，作為評估生育能力的依據。

脂肪與骨骼相輔相成

脂肪分泌的雌激素不僅關乎青春期與性徵的發育，也是支撐人體骨骼的必要成分。不論男女，體脂肪過低都會導致雌激素過少，進而削弱骨骼生長，原因何在？

不說你不知道，其實脂肪與骨骼的來源相同，均由骨髓內的幹細胞製造。幹細胞為人體的多功能細胞，可視身體需求發展成各種細胞。最終，它會形成脂肪細胞，而這種細胞可轉變為骨骼細胞。脂肪與骨骼就像雙胞胎，彼此關係特殊，且可在必要時互相轉換。經實驗證明，幹細胞成為脂肪細胞後，可再依需求轉變為骨骼細胞。聽起來像科幻電影的情節竟真實存在。

那麼，是什麼驅使骨髓中的幹細胞轉變成骨骼或脂肪細胞呢？答案依環境與身體需求而定。已有研究指出，體重較重的人通常擁有較強壯的骨骼。因此，體重可說是其中一個主因。體重較重的人似乎能將幹細胞轉變成新的骨骼細胞以強化骨骼。事實上，以體重為依據，會比年齡更能準確預測骨質密度（bone mineral density，用於評估骨折風險）。

雌激素也會對幹細胞轉換為骨骼或脂肪的過程造成負面影響。脂肪太少不只會導致BMI值過低，也會使雌激素分泌不足，兩種情況都會損害骨骼，因此厭食症患者發生骨折的機率非常高。雖然他們全身上下的脂肪量很少，但骨髓卻具有一定分量的脂肪。在厭食狀態下，身體會為了補充脂肪而忽略骨骼，指示骨髓內的幹細胞轉換為脂肪細胞而非新的骨骼細胞。這樣一來，骨骼內便充滿脂肪，變得比正常情況下還要脆弱，因此容易發生骨折。

停經後婦女的骨骼尤其仰賴脂肪保護，不只因為體重會誘使幹細胞轉變為骨骼而非脂肪，也由於卵巢不再分泌雌激素，脂肪便成了骨骼的主要來源。隨著年紀增長，這些婦女體內的芳香環酵素（將雄激素轉化為雌激素的脂肪酵素）會越來越活躍，使她們更加依賴脂肪，以生成雌激素與增強骨骼。

英國布里斯托大學的喬納森·托比亞斯（Jonathan Tobias）研究四千多名兒童的皮質骨量（cortical bone mass，骨骼的堅硬外層），發現脂肪是推動骨骼發展的主要物質。他表示：「雌激素對於骨骼發育具重大影響。因此，如果身體缺乏雌激素，就會妨礙骨骼形成。一旦脂肪大幅減少，就可能對發育中的骨骼造成不良影響，尤其是女孩，而她們未來罹患骨質疏鬆的機率也會大增。」

脂肪與骨骼會交互影響：不只脂肪會藉由雌激素與體重因素影響骨骼，骨骼也會分泌名為「骨鈣素」（Osteocalcin）的荷爾蒙回應。這種荷爾蒙透過一連串訊號促使胰臟釋放更多胰島素，以便增加脂肪。骨骼與脂肪如此交互強化，可謂相得益彰。

大腦尺寸與脂肪

令人意外地，大腦也是受體脂肪影響的器官之一。*ob* 基因變異老鼠體內的脂肪完全無法分泌瘦素，致使大腦的重量與體積縮減。這些老鼠腦部的主要區域中，比如大腦皮層（cerebral cortex）與海馬迴（hippocampus）等區域，神經元的數量比一般老鼠來得少。此外，牠們的大腦發育較不成熟，退化的機率也較高。然而實驗證明，*ob* 老鼠連續六週每天施打瘦素，大腦就會恢復正常重量，不只組織重新生長，也能刺激更多活動運作。

脂肪可藉由瘦素擴大人類大腦的尺寸與功能。曾有科學家利用磁振造影技術，對之前提及具有變異瘦素基因的那對土耳其表親進行大腦研究。他們補充瘦素後，大腦組織開始增長，包含海馬迴、扣帶迴（cingulate gyrus）、小腦（cerebellum）及頂下葉（inferior parietal lobule）等掌管調節飢餓、飽足、記憶與學習功能的區域都慢慢擴大。

而極度飢餓會引起脂肪與瘦素大幅下降，進而危害腦部發展。醫界曾解剖厭食症病患大體，發現他們大腦的重量比正常人還要輕，而針對仍存活的病患所做的磁振造影也顯示腦部組織萎縮的現象。倫敦學者根據觀察指出，中年人的ＢＭＩ值若低於二十，將來罹患老年痴呆症的機率會比一般人高出百分之三十四，足見脂肪與大腦的關係確實密不可分。

儘管如此，生活過得太開心以致幸福肥也不好，過猶不及的脂肪對我們的大腦無益。研究顯示，肥胖會導致大腦萎縮，尤其是高內臟脂肪所致的肥胖症（胃壁下堆積的脂肪）。加州凱薩醫療中心（Kaiser Permanente）曾於二〇〇八年展開一項研究，連續追蹤六千五百八十三人的健康狀況，結果發現，年齡介於四十至四十五歲、全身以腹部脂肪最多的中年人，在七十歲之後罹患痴呆症的風險，比正常體重的中年人高了三倍。另一項由「佛萊明罕心臟研究計畫」（Framingham Heart Study）學者及其他機構共同進行的研究顯示，大腦的體積也會因脂肪含量而異。他們調查了七百三十三名高ＢＭＩ值的受試者後得出結論：內臟脂肪高的人，大腦的尺寸較正常人小。由腹部脂肪發出再散布全身的發炎訊號，以及身體對胰島素與瘦素的抗性，都可能是這種現象的原因。所以，適量的脂肪生長於適當的部位，才有助於維持人類大腦運作。

脂肪保護我們

脂肪不僅確保其他器官順利運作，也保護我們免於生病受傷。免疫系統可將白血球、凝血劑與修復蛋白傳送至傷口或感染部位，為我們抵禦疾病與傷害。為了啟動這項機制，人體會巧妙地在受損部位形成血管，確保能順利傳送修復媒介。這種過程稱為「血管新生」（angiogenesis），而科學家羅西歐・席雅拉－荷尼曼（Rocío Sierra-Honigmann）則意外發現其與脂肪具有密切關聯。

一九九六年，席雅拉－荷尼曼在耶魯大學擔任研究助理，她的夫婿則在美國康乃狄克州西哈芬的拜耳研究中心（Bayer Research Center）工作，從事細胞實驗以研發瘦素接收器，也就是*db*老鼠缺乏的接收器。某天下午，席雅拉－荷尼曼協助他做實驗。為了驗證夫婿嘗試製造的細胞是否具有吸收瘦素的功能，她利用抗體探針尋找接收器，並將對照組設定為一般認為不具有瘦素接收器的內皮細胞（組成靜脈的細胞），來確認實驗結果的正確性。

然而，內皮細胞中竟出現了瘦素接受器。這意味著瘦素基於莫名原因能與血管產生作用。她回憶道：「這項結果讓我百思不得其解，輾轉難眠。內皮細胞怎麼會需要瘦素接收器呢？」這個疑問驅使她在耶魯大學展開新研究。

席雅拉—荷尼曼請兩名研究血管新生的同事古伊葉莫．加西亞—卡爾德納（Guillermo García-Cardeña）與安德烈亞斯．帕帕佩特羅普羅斯（Andreas Papapetropoulos）協助進行實驗。他們先取得人工培養的內皮細胞，再加入瘦素，結果發現一種前所未見的現象：瘦素導致內皮細胞均勻分布於類似血管的管狀物內。這個過程代表了血管生成的初期階段，是人體自我療癒的關鍵。

血管新生在當時是熱門研究主題。哈佛醫學院教授猶大．福克曼（Judah Folkman）於七〇年代提出，自發性靜脈生成是促成惡性腫瘤生長的主要因素。腫瘤增大的同時，需要建立血液補給線以獲取養分。因此他認為，阻斷血管新生可減緩腫瘤形成、抑制癌細胞擴散。之後，許多實驗室開始研發抑止血管新生的媒介。

隨著血管新生的相關研究傾巢而出，各研究單位也針對可抑制或促進此現象的媒介測試建立了完善的實驗程序，測試方法是利用活體老鼠的角膜進行實驗。而席雅拉—荷尼曼與團隊依此實驗後，發現瘦素確實會造成血管快速增生。一九九八年，他們將研究結果發表於《科學》期刊。

科學界對此感到訝異，就連率先發現血管新生現象的福克曼也覺得驚奇。他說：「沒人想過瘦素會與血管新生有關，這篇研究將扭轉大家的觀念。」

席雅拉—荷尼曼接著進行下一項實驗，測試瘦素對於傷口痊癒的實際功效。她刻意讓老鼠器官受損，再向部分樣本注射媒介，阻止血液將瘦素傳導至傷口。結果，這些老鼠的傷口痊癒速度比其他老鼠慢。針對另一項實驗，她表示：「正常老鼠的傷口約五到七天會痊癒。」但施打瘦素後，「到了第三或四天就能癒合」。消息一出，其他實驗室爭相進行測試，也得到相同的結果。據醫界觀察，體內瘦素含量極低的厭食症患者，傷口痊癒的速度確實比一般人來得慢。

脂肪是保護人體免受傷害的第一道防線。它蓄積在我們的皮膚下，治癒我們因受傷或跌倒造成的傷口。除此之外，身體脂肪也透過其他方式捍衛人體。英國劍橋大學內分泌學教授兼醫師薩達芙．法魯奇（第二章曾提及她曾與史蒂芬．歐拉希利一同治療萊拉）曾為許多先天缺乏瘦素的兒童看診，研究他們的新陳代謝、生長、發育及整體健康等狀況。她發現這些兒童不只體型肥胖，上呼吸道也比一般人容易受到感染。

法魯奇進一步檢視這些兒童的生化狀態，報告顯示他們體內只有少量的T細胞（T-cell）——受病原體活化的重要免疫細胞。但是，他們接受瘦素治療後，體內T細胞與其他免疫物質的含量又恢復正常。她得出結論，補充瘦素可讓先天缺乏瘦素的兒童比較不容易罹患上呼吸道感染。

人體許多免疫細胞都可接收瘦素，意即它們的表面都有能與荷爾蒙連結的部位。連結之後，瘦素會影響免疫細胞的信號傳遞功能及後續行為。因此，體脂肪極低的人通常免疫力也比較差。在開發中國家，營養不良會影響病毒散播的速度，原因是體脂肪過低會降低人體免疫系統的功能。也有研究指出，體脂肪極低的厭食症患者皮膚的抵抗力較差，整體T細胞數量較少，具備強力免疫功能的淋巴球數量也會減少。

脂肪可提升人體免疫系統的理論震驚醫學界，然而它所帶來的驚喜不僅於此。針對人們普遍認知的某項脂肪危害，科學家發現事實並非如此。

肥胖悖論：脂肪有助長壽？

卡爾・拉維（Carl Lavie）在紐奧良的約翰・奧克斯納心血管研究所（John Ochsner

Heart & Vascular Institute）擔任心臟病復健與防治主治醫師，也是具有數十年豐富臨床與研究經驗的心臟病學家。九〇年代晚期，拉維注意到，許多透過心肺壓力測試（用於評估心臟病患的體能及預測運動成效）評估氧氣消耗的研究，都將全身體重納入考量，而非扣除脂肪重量的淨體重。由於脂肪對於身體的新陳代謝或氧氣灌注影響不大，拉維開始思考減少脂肪是否可以增加測試的準確度。他對二百二十五名病患展開研究，發現單純量測淨體重可更準確地預測心臟病患發病後的存活率。

拉維檢視研究資料時還注意到一件事。身體質量指數較高、脂肪也較多的心臟病患，發病後的存活時間似乎比較久。這項結果顛覆了一般認為心臟病患應盡量減少體脂肪的觀念。而他在研讀大量案例後，更加肯定心臟病患的體重關乎其存活率，正式發表這項違反科學共識的驚人發現。

拉維與同事非常興奮，為此寫了一篇論文向期刊投稿。不過，第一份期刊拒絕了他們的申請。儘管如此，拉維相信這篇論文一定能獲得其他期刊賞識，因此又向醫學界第二大期刊投稿，卻也遭到退件。他不死心，再投了兩家，結果還是沒人願意刊登這篇論文。拉維回憶：「我們為了發表論文費了很大的力氣。一位審查官說：『這是我聽過最愚蠢的事。』另一位審查官比較客氣，但也說：『研究似乎存在著致命疏失，你最好再重新檢視一遍資料。』基本上，他們完全不相信我的研究結果。」簡單來說，醫界就是無法認可脂肪可能對心臟病患有益的理論。

其實，除了拉維之外，也有醫生逐漸察覺到其中的微妙關聯。西北大學芬堡醫學院（Feinberg School of Medicine）教授梅賽德斯・卡內松（Mercedes Carnethon）研究了二千六百二十五名糖尿病患者資料，發現體重正常的患者死亡率比其他過重或肥胖的患者高了兩倍。此外，格拉斯哥大學教授吉兒・佩爾（Jill Pell）與研究團隊分析四千八百八十八名英國心臟病患病歷，評估他們接受血管修復手術（利用小氣球撐開阻塞的冠狀動脈）後的痊癒能力。調查發現，相較於體重正常與過瘦的病患，過重患者存活五年的機率較高，而體重過輕的病患竟然存活率較低。佩爾接受《週日泰晤士報》（*Sunday Times*）訪問時表示：「沒有心臟病的人應該盡量讓體重達正常標準，這樣可以降低罹患心臟病的風險。至於那些已經罹患心臟病的人，即使體重稍微超標也沒關係，還可能有利身體健康呢。」

流行病學家凱瑟琳・弗萊戈（Katherine Flegal）任職於馬里蘭州海茲維爾的美國國家健康統計中心（National Center for Health Statistics）。為了探究體重是否與死亡率有關，她分析了九十七項、包含三百萬名受試者的研究。結果指出，在一定期間內，因身體質量指數而被視為體重過重（ＢＭＩ值介於二十五至三十）的人，比起相同年齡但體重正常（ＢＭＩ值介於十八．五至二十五）的人，死亡率低了百分之六，至於過胖的受試者則不受影響。這樣看來，胖個四、五公斤可能真的有助於抵抗疾病帶來的死亡威脅。

科學家與醫生將這種現象稱為「肥胖悖論」（Obesity Paradox）。儘管一直以來人們將脂肪視為心臟病、中風、糖尿病及其他重大疾病的凶手，但有越來越多研究指出，低脂肪率可能會增加生病與死亡的風險。因此，稍微過重也許可幫助我們抵抗一般認為因脂肪所致的疾病。這樣的理論抵觸了科學家與醫學專家的既有認知，難怪他們無法接受拉維的研究。

不過，為何脂肪有助於抵禦疾病呢？原因有待相關理論闡釋。其中一個說法是身體受到疾病侵襲時需要更多能量，因此脂肪也許能幫助身體在生病與復原的過程中維持機能。另一種可能性則與脂肪分為不同種類的事實有關：內臟脂肪可能會發炎，進而導致糖尿病與其他不適；皮下脂肪則可在身體生病時提供緩衝與能量。此外也應考量其他因素，例如體重過重的人，若從事有氧運動、強化心臟肌肉，即使罹患心臟病，普遍存活率會比其他體重較輕的心臟病患來得高，因為運動可幫助減少內臟脂肪，並將其重新導回皮下（詳見第四章）。顯然，體重略微超標或適度維持會比體型纖瘦來得健康。

4 好脂肪也會變壞脂肪

毛凱西（Kathy Maugh）躺在手術台等著外科醫生，他遲到二十分鐘了。這讓凱西想起大學時期，教授上課遲到都有個潛規則，如果他們在上課後十五分鐘內還未現身，學生就能自行下課離開。此刻，她也很想轉頭就走，取消胃繞道手術。每分每秒的等待都是煎熬，她感覺心臟怦怦跳動，不敢相信自己竟然也有需要接受減重手術的一天。之前，她即使生了三個小孩，仍然不管吃什麼都能保持纖細身材，還自稱「紙片人」。但到了六十五歲，她的體重卻超標四十五公斤，除了血壓與膽固醇過高，還罹患第二型糖尿病＊。這中間到底出了什麼問題？

凱西回想自己成長的每個階段。她從小就很瘦，總是隨心所慾地吃愛吃的點心和糖果。上了高中，她愛吃零食的習慣變本加厲，食量也沒比別人小，卻依舊身材苗條。

＊編註：指有胰島素阻抗併有胰島素分泌不足的病患，常見於成年人，尤其是體型肥胖者。

這種情況到她就讀加州大學聖塔芭芭拉分校、取得生物化學碩士文憑後依然不變。念研究所時，她認識了同學湯姆，不久後便結婚共組家庭。她在二十四歲那年生下第一個兒子，很快就瘦回懷孕前的體重、恢復窈窕身材。過了兩年，她生了第二個兒子，一樣輕鬆甩掉懷孕增胖的體重。當然，這跟她經常推著嬰兒車散步也有關係。

凱西很享受全職媽媽的生活，也喜歡為家人做杯子蛋糕、馬卡龍、起士及一些家常美食，對自己的手藝很有自信。食物可說是愛意的表現，而凱西在這兩方面都很慷慨。她不僅與家人一同享用自己做的美味佳餚，就連帶小孩外出散步也吃個不停。儘管如此，她還是一樣瘦。有次湯姆買了一大盒她最愛的糖果，不出幾天她就嗑光了。她熱愛烘焙，每到重要節日總是一個人就能吃完一整個派。對凱西而言，過食不是問題，因為她總是能迅速回復苗條體態。到了三十一歲，她生下第三個兒子。一如往常，她順利產後瘦身，但她發現這次的難度比前兩胎高了一些。

小兒子開始上學後，凱西重返學校攻讀博士，之後又中斷學業從事基因工程師的全職工作。她對工作懷有強烈使命感，覺得可以透過帶小孩以外的方式為社會貢獻心力是很棒的事。

不久，凱西在工作上多了一些管理的職權。短短幾年內，她迅速升了好幾個職等，事業一帆風順。但是，每次升官也帶來更多責任，她必須將更多時間花在工作及出差行程上，使她運動和煮菜的時間變少了。回憶當時，她說：「有時我凌晨兩、三點還在回信。我到世界各地出差，吃遍許多餐廳，但也經常忙到沒時間吃午餐，只能趁路過販賣機的時候隨便買個點心吃。」長久下來，凱西的體重逐漸上升。起初，她覺得胖個五公斤沒什麼，只是兼顧家庭與事業的小小代價。慢慢地，一開始的五公斤變成驚人的二十公斤，凱西不到五十歲就嚴重過胖，還得了第二型糖尿病。

幸好，她確診糖尿病時還在初期階段，醫生建議她持續觀察、強迫自己吃清淡一些，並努力減重。她試著每天自己準備午餐與運動。然而，面對家庭和工作壓力，她發現維持良好的生活習慣比想像中來得困難。她時常餓著肚子下班，拖著疲累的身軀回家後還得煮晚餐、陪小孩寫作業，再繼續工作到凌晨，運動時間少得可憐。沉重的壓力也讓她忙完一整天只想大吃大喝，完全把健康飲食拋在腦後。

凱西不斷變胖，之後開始接受糖尿病治療。等到年屆六十、即將退休之際，她比其他同齡且體重正常的人胖了四十五公斤。除了糖尿病以外，她還被診斷出高血壓及高膽固醇。隨著年紀越大，糖尿病的症狀日益惡化，她也因神經組織退化而四肢顫抖、逐漸失去知覺，導致她無法正常行動。如果她的糖尿病持續加劇，還可能造成失明。

脂肪過量如何有害健康

在節日大吃甜食與高油脂食物為何會罹患糖尿病、高血壓，最終演變成心血管疾病呢？而對人體的生殖器官、骨骼與大腦益處多多的脂肪，又怎麼會變成危害健康的壞東西？

之前在第二章曾提過，脂肪藉由傳送瘦素等媒介與其他物質溝通，以支配人體的機能。研究發現，脂肪不只會與大腦交流，也會向免疫系統傳遞訊息。由於脂肪能聚集免疫細胞來保護人體，發揮治療傷口或感染的功用，但若長期對免疫系統發送信號，便可能引發糖尿病等代謝疾病。

科學界直到近期才發現脂肪可與免疫系統互通有無，而格克汗・霍塔米斯里吉爾（Gökhan Hotamisligil）正是率先提出這項理論的學者之一。他來自土耳其，是八〇年代晚期的小兒神經科醫生。執業一段時間後，他因為找不到方法醫治深受認知障礙、神經問題與腦部腫瘤所苦的病人，而感到非常沮喪。他說：「我覺得自己愧對醫生的職責，現有的儀器或技術都幫不上忙……病患與家屬都將希望寄託在我身上，壓力大到我快喘不過氣了。」

有次一名普洛提斯症候群（Proteus syndrome）患者前來求診，開啟了霍塔米斯里吉爾研究脂肪的契機。普洛提斯症候群是一種相當罕見的疾病，症狀是骨骼、皮膚或脂肪等特定組織會過度增生。當時這項疾病尚未有明確的醫療科別，由於這名病患的脊椎附近堆積了大量脂肪，因而被轉至霍塔米斯里吉爾的門診。

他回憶道：「病患身體局部長有脂肪瘤且持續擴大。這些腫塊看起來像正常的脂肪增生，體積卻跟橄欖球差不多大，儘管能夠透過手術切除，卻還是會不斷長回來。」他讓病患服用藥物減緩復發速度，這是當時能提供的最佳治療方式。

霍塔米斯里吉爾雖然因沒能治癒病患備感洩氣，但也因為這起案例開始對脂肪萌生好奇。如果脂肪能自行增生，那它肯定不只是熱量的儲倉這麼簡單。基於這個想法，他參與一項脂肪組織的研究計畫，探究肥胖與嚴重糖尿病之間的關聯。回想當時，他說：「沒人能確定為何過重者得糖尿病的機率比一般人高。」因此，他成立實驗室專門從事這方面的研究，並提出假設：既然肥胖與脂肪細胞的生成有關，或許脂肪本身即具有某種能干擾胰島素作用的物質，並引起糖尿病。

霍塔米斯里吉爾耗時數年比對肥胖與瘦弱生物的脂肪，終於在一九九三年獲得有趣的發現：肥胖生物的脂肪包含了許多強效的訊息傳遞分子。這種分子稱為「腫瘤壞死因子」（tumor necrosis factor alpha, TNF α），即啟動免疫系統的物質。這項發現出乎他意料，因為肥胖的糖尿病患通常容易受到感染，但當時普遍認為這種免疫相關分子增生有助降低感染率。

霍塔米斯里吉爾深入探索TNF α 與免疫系統對脂肪產生的影響及代謝作用，發現許多分子會干擾胰島素的信號，使細胞無法正常代謝糖分。他還觀察到它會使得脂肪、肝臟與肌肉細胞組織對胰島素產生抗性。

脂肪竟會分泌向免疫系統發出信號、影響新陳代謝的分子，實在是破天荒的理論。有鑑於糖尿病的前期症狀為胰島素阻抗，霍塔米斯里吉爾印證了肥胖可能至少透過一種方式造成糖尿病，也就是增加干擾胰島素信號的TNF α 數量。之後研究更顯示，不只脂肪組織含有TNF α，脂肪細胞也可自行合成及分泌TNF α 以便與身體其他部位進行溝通，尤其是免疫系統。因此，這種分子可說只是脂肪龐大資料庫裡的其中一筆資料。

霍塔米斯里吉爾的發現激勵學者們進一步探索肥胖與免疫功能之間是否還有其他連結。大約十年後，哥倫比亞大學教授史都華・威斯伯格（Stuart Weisberg）、魯迪・萊貝爾（Rudy Leibel）與安東尼・費蘭特（Anthony Ferrante）提出另一項關聯。費蘭特說：「我們在尋找人變胖時，體內改變的基因和蛋白質。」這種作法不同於一般研究，如他所解釋：「當時大家都認為脂肪是惰性物質，不太會產生變動。」

然而，費蘭特與研究夥伴發現脂肪並非惰性物質。他們觀察到肥胖動物的脂肪組織具有大量的特殊免疫細胞。這種細胞名為「巨噬細胞」（macrophage），負責吞噬及消化可能造成危害的粒子，通常是病毒或細菌的細胞碎片。而肥胖症患者的脂肪組織意外地含有為數不少的巨噬細胞。

費蘭特表示：「我念研究所時曾加入專門研究巨噬細胞的實驗室，所以在檢視脂肪組織的基因清單時，立刻就認出多個巨噬細胞特有的基因。進行基因染色的過程中，我們發現，體型精瘦的動物體內有百分之五的脂肪細胞為巨噬細胞，而肥胖動物的脂肪則有超過百分之五十都是巨噬細胞，相當令人吃驚。如果把肥胖動物的脂肪所包含的其他免疫細胞也算進去，即有一半以上的細胞均為巨噬細胞。正常的器官中，免疫細胞約占百分之五，很少有器官超過一半均由免疫細胞組成。」這項發現太過驚人，以致他們在發表研究時遭遇重重阻礙。費蘭特指出：「審查官認為我們沒有提出脂肪確實存在免疫細胞的證明，認定這項分析有誤。」

為何肥胖患者的脂肪組織內會有如此不成比例的大量免疫細胞呢？一種說法是人體變胖時，脂肪細胞會擴展以容納額外的脂肪分子，致使脂肪組織內部擁擠不堪，進而壓迫細胞。此外，越變越大的脂肪組織也會無法獲得充分的血液與氧氣。為了因應這樣的壓力，脂肪組織會向身體發出求救信號。這些信號以名為「細胞激素」（cytokine）的分子形式呈現，而TNFα正是其中一種。

免疫系統將TNFα解讀為危險信號，因此向脂肪組織傳送更多免疫細胞。以巨噬細胞為例，它們進入脂肪後，便會吞噬那些因擠壓和缺氧而死亡的脂肪細胞。這形成一種循環：如果我們吃太多，脂肪細胞就會不斷增大直到再也容納不下更多物質，此時它們便會發出信號要求送來更多的免疫細胞。隨著脂肪持續增長，擁擠現象會不斷發生，因此循環又再次產生。這解釋了為什麼費蘭特與霍塔米斯里吉爾會在肥胖動物的脂肪組織內觀察到大量免疫細胞。

組織內出現大量免疫細胞的現象即為「發炎」。當人體因割傷等因素而受到感染，紅腫與發炎可以發揮作用，將免疫細胞聚集至傷口以消滅有害細菌。但是，若同樣的現象發生在脂肪組織內，免疫系統的慢性活化便會妨礙脂肪正常運作。其中一個主要影響正如霍塔米斯里吉爾所發現，脂肪再也無法對胰島素做出適當回應。胰島素是由胰腺分泌的荷爾蒙，能使細胞吸收血液中的糖分與脂肪，再加以燃燒產生能量。如果細胞無法正常回應胰島素，胰臟會製造更多胰島素，嘗試引起細胞反應。隨著胰島素分泌量增高，細胞就會逐漸產生胰島素抗性。

最終，細胞會完全停止對胰島素做出回應。這對人體的健康非常不利，如果細胞無法吸收血液中的糖分與脂肪，兩者就會無止境地在血管內循環，並開始堆積在原本不該出現的部位，例如動脈或肝臟，進而引發第二型糖尿病與高血壓。若未妥善治療，便會發展成靜脈損傷、神經失調、失明與心臟病。除此之外，由於細胞無法攝取血糖與血脂而缺乏養分，會讓我們變得更加飢餓，因此吃得更多、累積更多脂肪，陷入惡性循環。

如何治癒壞脂肪

突破惡性循環的方式之一是緩解脂肪組織的擁擠狀態，也就是減輕體重，但這對部分人士而言並非易事，毛凱西正是典型的例子。她工作壓力大、工時長且經常久坐，造成吃速食的頻率增加，頻繁出差也讓情況更加惡化。凱西不僅吃得不健康、缺乏運動，也因為壓力引起身體分泌更多皮質醇（促使體重增加的荷爾蒙），難怪她的體重節節上升。脂肪細胞堆積在她的內臟，發出啟動免疫系統的警訊。數種免疫細胞與細胞激素滲透脂肪，導致身體對胰島素產生抗性。她體內長期具有高含量的胰島素而誘發阻抗，最終發展成糖尿病、高血壓與神經失調。視網膜血管受損，也讓她面臨失明的危險。

並非每個過胖的人都會有相同的健康問題，因為脂肪並非只有一種。凱西除了四肢與臀部累積大量脂肪外，內臟也有成堆脂肪（內臟脂肪）。內臟脂肪通常代謝能力較高，意味著它能比皮下脂肪分泌更多荷爾蒙與細胞激素。過量的內臟脂肪最是危險，會直接誘發糖尿病、心臟病、高膽固醇，甚至痴呆症。

某些肥胖族群出人意料地健康無虞，也沒有罹患心臟病或糖尿病的風險，原因在於，他們比一般人具有更多的皮下脂肪而非腹部脂肪。地球上最肥胖的族群之一——相撲選手，或許就是最好的例子。

體型肥胖卻身體強健——相撲選手的生活

相撲比賽的目標是將對手扳倒在地。相撲選手的身體任一部位（除了雙腳之外）只要碰觸地面，就會輸掉比賽。摺倒對手需要力量與重量，因此相撲選手的體重多為一般日本男性的二至三倍。

相撲選手通常早上五點就開始進行劇烈的體能訓練，直到晚上十點半才結束，其中例行操練包含：「四股」，需要張開雙腿重踏地面以增強下肢肌肉；「鐵炮」，移動雙腳與揮動手臂以模擬攻擊對手的動作，左右交替進行；「股割」，兩腿叉開呈一字，胸部緊貼地面；「撞擊」，兩名選手試圖將對方摔倒在地。相撲選手除了在訓練中反覆練習扭打與拍擊以便穩紮基本功之外，也鍛鍊出強健的力量、平衡感與耐力。

相撲選手必須全天接受高強度訓練，也得按時在早上十一點與傍晚進食。儘管一天只吃兩餐，分量卻大得嚇人。他們吃的餐點稱為「相撲料理」，通常包含海鮮燉肉、生魚片、中式料理及油炸品等，一天大約攝取五千至七千卡熱量，吃完飯後便休息睡覺。據信，進食後的睡眠有助增加體重。

一般相撲選手的體重約落在一百三十五至一百八十公斤，身體具有大量的肌肉與脂肪。以任何標準而言，他們都屬於肥胖族群，卻並未罹患肥胖病患常見的疾病。他們的血糖與三酸甘油酯數值正常，就連膽固醇指數也很低，讓人不禁好奇究竟原因何在？多年來，這個問題令許多學者百思不得其解，直到日本大阪大學醫學院教授松澤裕二揭開謎底。

松澤教授與研究團隊利用電腦斷層掃描檢視相撲選手體內的脂肪，發現他們雖然腹部肥大，但大部分的腹部脂肪都儲存於皮下，而非胃壁或其他腹腔內臟（胰臟、肝臟、脾臟及大腸和小腸）。松澤也指出，相撲選手的內臟脂肪僅有一般內臟肥胖患者的一半，因此罹患代謝疾病的風險也比較小。

儘管如此，選手們退休後，如果百無禁忌地大吃加工食品、停止運動習慣，幾乎都會迅速累積內臟脂肪，並出現肥胖症的典型問題，如胰島素過高、胰島素阻抗及糖尿病等，證明相撲所需的體能訓練與低糖飲食確實有助於避免貯積內臟脂肪。

那麼，激烈的相撲運動又是如何保護選手免於罹患肥胖疾病呢？德州大學教授菲爾．謝勒（Phil Scherrer）發現，一切都是脂肪的功勞。

脂肪從未停止傳遞訊息

九〇年代初期，傑佛瑞．佛里曼埋首研究瘦素之時（如第二章所述），謝勒教授也致力探究脂肪製造與分泌的蛋白質。謝勒在瑞士巴塞爾大學取得生物學博士學位後，於一九九二年進入麻省理工學院。略帶瑞士口音的他說：「我開始研究胰島素對脂肪的影響。這是麻省理工學院主要研究領域之一，但後來我發現當時所有學者都在研究胰島素，市場已趨飽和。如果我也投入相關研究，沒有太大意義，因此決定另闢研究領域，鑽研脂肪細胞及其生成的蛋白質。」

謝勒花了數年將脂肪製造的蛋白質分門別類，終於找出一種脂肪細胞特有的蛋白質。起初，他以為它可能就是寇爾曼與佛里曼努力尋找的不明物質（詳見第二章），但逐漸認識這項新發現的蛋白質後，才了解它並非瘦素，而是脂肪製造的另一種荷爾蒙。這種荷爾蒙名為「脂聯素」（adiponectin），可增加身體對胰島素反應的敏感度，誘導血液中的葡萄糖與脂肪分子轉變為皮下脂肪。脂肪傳送脂聯素，彷彿在說：「脂肪分子，回家吧！」脂聯素的存在非常重要，可減少血液中的葡萄糖與脂肪含量，避免糖尿病及代謝疾病發生。

此外，謝勒還觀察到脂聯素也能清除血液中的有毒脂質「神經醯胺」（ceramide），即長期高脂肪飲食所引發的物質。糖尿病患者體內的神經醯胺含量比正常人高，會導致胰島素阻抗、發炎和細胞死亡。多項研究均指出，脂聯素不足會造成第二型糖尿病與肥胖相關的心臟病。因此，胰島素、脂肪與脂聯素均有助於淨化血液。

發現脂聯素之後，謝勒開始針對脂聯素過多卻健康的胖鼠做實驗。他解釋：「如果你攝取太多脂肪與熱量，最好的解決辦法是透過運動來燃燒熱量、消耗脂肪，否則身體會將脂肪儲存於脂肪組織內。一旦無法適度儲存，脂肪就會流向肝臟及其他組織，產生不良影響。因此，如果你飼養一隻長期具有過量脂聯素的老鼠，牠雖然非常健康，但體型也會極度肥胖，因為脂聯素能讓所有多餘的熱量轉變成皮下脂肪，防止脂肪流向不適當的部位而危害健康。」

謝勒進一步補充：「脂聯素說明了為何許多肥胖的人沒有代謝方面的障礙。並不是每個BMI值達到三十五的人都會罹患第二型糖尿病。那些過重甚至肥胖、卻沒有糖尿病的人擁有健康快樂的脂肪，體內的脂聯素含量也相當高。如果我們能讓脂肪保持開心，那麼就算多一點也無妨，不過也不要太多，剛剛好最恰當。」

已有研究證實，人體可藉由運動來增加體內的脂聯素含量，而劇烈運動也有助於減少內臟脂肪，例如每週慢跑三十公里或至少三天從事高強度體能訓練。因此，有學者認為大量劇烈運動的生活型態，讓相撲選手所攝取的脂肪得以儲存於皮下，而非內臟區域。假如運動量降低，不健康的內臟脂肪便會快速堆積。

脂肪既可分泌瘦素，又能製造脂聯素，若能適當運作，就會是人類的好朋友。

最後一試

凱西的醫生開了二甲雙胍（metformin）控制她的糖尿病症狀。二甲雙胍是常用於治療糖尿病的藥物，可降低身體的葡萄糖含量，並促進對胰島素的反應能力。然而，這項藥物未能完全控制住凱西的病情，因此醫生讓她每天施打胰島素調節血糖，也安排她接受高血壓與高膽固醇治療。不過，假如她無法解決根本的肥胖問題，仍有可能產生併發症。

凱西對食物毫無抵抗力。每次節食，她體內的脂肪彷彿能夠感受到牽制，偏偏要反其道而行，誘使大腦產生需要更多食物的慾望。她做了許多努力，最後還是不敵誘惑，肆無忌憚地大吃。

二〇一〇年，凱西遇到了克雷格．西（Gregg Kai Nishi）醫師。他是洛杉磯錫安山醫學中心（Cedars-Sinai Medical Center）微創減重手術部副主任。這位年輕醫師對於幫助病人減重及重新掌握生活懷有高度熱忱，剛踏入職場時是急診室外科醫生，不久便開始專攻減肥手術。他表示：「如果有人因嚴重車禍或槍傷而受創，會變得非常消沉沮喪，即使他們因為手術撿回生命，也很難真的快樂起來。但減肥手術就不同了。我持續追蹤減肥病患半年至一年不等，發現他們在手術之後生活大幅改善，過得非常開心。有些人回診時甚至會帶著一年前的照片，對比自己現在的模樣而樂不可支。他們告訴我，自己曾因為身材的關係行動不便，沒辦法帶小孩去迪士尼樂園玩，或是體重太重而無法坐車旅遊。還有很多病患說他們的身體塞不進飛機座位，所以不能搭飛機。」

過重者會經歷許多一般人無法想像的事。當他們接受像西這樣的醫師幫助卸下生理重擔，以正常人的體態重返社會，會感覺自己重拾了自主權。對西醫師而言，每天看到這樣的轉變非常不可思議。他說：「看到自己的工作為他人的生活帶來這麼大的影響，讓我對減重手術更有使命感。」

凱西躺在手術台上苦苦等待的醫師正是西。她問自己最後一次：「我真的需要動這個手術嗎？我真的無法靠自己的力量減重嗎？」遺憾的是，西醫師給了肯定的答案。凱西意識到，不論自己先前成就了多少豐功偉業，在減重這方面光靠一己之力是無法成功的。多年來，她一直縱容自己的壞習慣，使得這些習慣變得牢不可破。儘管做了再多努力，她還是瘦不下來。

終於，西醫師出現了。他先安撫凱西的情緒，再讓麻醉醫師接手，準備進行手術。西在手術中縮減凱西胃的尺寸（抑制飲食過量），將胃部重置於腸道較下方的部位，接著再截短小腸，防止身體吸收過多熱量。全世界每年有數十萬名病患接受這類減重手術。

術後兩週，凱西的傷口順利痊癒。她感覺自己的胃口立減，每餐吃得少，也很容易飽。前六個月，她瘦了二十七公斤；再過六個月，又瘦了十四公斤。她開始養成運動習慣，也更注意飲食，深深覺得減重手術幫了大忙，讓她能有效控制自己的體重，不過她也承認：「減重手術不是萬靈丹，不小心還是有可能復胖。距離手術時間越久，越有可能吃得更多，而且食物的滋味真的很棒，所以我還是必須控制飲食、持續運動。」

現在，凱西嚴格管控自己的體重，每天花時間運動、對食物精挑細選。她說：「我之前很愛喝可樂，但從手術後就再也沒喝過，也不再碰一向嗜之如命的糖果了。」即使有人送她美食，像是姊姊來訪時帶了知名品牌的肉桂太妃糖，她也必須丟掉，除了不斷告訴自己太妃糖對身體有害外，也跟家人溝通理念。「大家應該要有個觀念，如果想讓減重手術成功，就必須下定決心改變生活，選擇健康的生活型態，其中最基本的就是注意飲食和運動。」

對於減重療法（包含減重手術）必須搭配健康生活的觀念，西醫師再清楚不過了。根據多次實行減重手術的經驗，如果病患不注意熱量、沒有努力維持健康，減掉的體重就會再度找上門。為了幫助病患維持體重，他開了一些一週一堂的課程，包含請專業廚師教導病患如何烹調健康料理，以及請治療師指導他們如何修正行為。他表示：「如果病患動完手術就消失、再也沒回診，減重失敗的機率就會變高。我們會請病患每週回診，因為持續遵行減重計畫是確保他們維持體重的最佳方式。依照之前的經驗，若病患未能遵守指示，通常都會減肥失敗。」

麥可・丹辛傑（Michael Dansinger）除了任教於美國塔夫斯大學，也經營一間減重診所。他與西一樣堅持要求病患定期回診：「回診是減重能否成功的關鍵。減重療程初期，我們要求病患每週回診，量測體重等數據並檢視飲食紀錄。賦予他們對醫師說明自身狀況的義務很重要，這麼做可以為他們帶來減肥的動力。如果沒有這麼做，體重很快就回來了。」

有鑑於此，定期檢查對於減重療程的重要性不言而喻。喬斯林糖尿病中心醫務主任歐薩瑪・哈姆迪（Osama Hamdy）指出：「依據我們治療病患的經驗，只要減少百分之七的體重，身體對胰島素的敏感度就會提高百分之五十七，效果等同於服用兩種糖尿病藥物的最大劑量。此外，也能大幅促進內皮細胞的功能。」內皮細胞負責維持靜脈與動脈健康，有助預防高血壓、糖尿病、心臟病與中風。哈姆迪表示，透過每週定期回診的制度與持續的飲食和運動指導，「我們已成功幫助許多病患即使停用部分藥物也能控制糖尿病，有些人減少約百分之五十至六十的藥量，甚至還有百分之十四的患者可完全不依賴藥物」。

毛凱西從二〇〇九年動完減重手術後，就持續參加西醫師的療程。持之以恆的努力為她帶來了意義非凡的回報。她開始減重一個月後，便不再需要二甲雙胍、胰島素或其他糖尿病藥物，除了症狀消退之外，身體也逐漸能對胰島素產生正常反應。手術後三個月內，她繼續服用高血壓藥。某天，她坐電梯時感到暈眩，醫生做了幾項測試，發現她是因為高血壓藥造成血壓過低而頭暈。此後，凱西便再也不需要藥物來控制血壓或膽固醇了。

她不但恢復健康，也在社交生活中感受到一些好處。她說：「我先生曾說，假如之前我沒那麼胖，一定會更賣力工作。他說得沒錯。胖的時候，不只我對自己的認知受到影響，他人對我的觀感也會改變。手術替我帶來的最大改變是，坐飛機時不必再要求航空公司提供加長的安全帶。這曾經讓我非常尷尬，因為他們從來沒能真正滿足我的需求。老實說，這件事是我減肥的主要動力。」

直到現在，西醫師依然每週與病患會面，即使需要在醫院以外的地方碰頭也全力配合。他說：「我們每星期六會在公園和病患一起運動。我們陪他們散步、解答他們的問題，完全免費。」這與他在醫院工作的經驗天差地遠。「之前我們在醫院提出這樣的想法，上級的回應是：『你瘋了嗎？這樣要怎麼收費？』」後來，西選擇擺脫官僚體制的約束。「我們真心想幫助病患。我帶妻子、女兒和狗到公園，也歡迎病患帶家人一起來散步。有時人數會多達二、三十人，甚至五十人。病人們的反應很好，因為他們可以和醫生一起出來晃晃，有什麼醫療問題也可以盡情發問，不必花錢上醫院才能得到解答。」西每週都會參與這項活動，凱西也是。

5 脂肪如何堅守在你的身體裡

「醫生一點忙也幫不上！」

珊卓拉身形纖細，烏黑深邃的雙眼透露出強烈堅定的個性。她有著堅忍不拔的精神，即使遇到困難也甘之如飴。如今，這樣的性格支撐著她為八歲兒子四處奔走。藍道剛出生時體重正常，是個健康寶寶，成長過程與常人無異。直到年屆學齡，他開始變胖。起初體重緩慢增加，幾年過去，他越來越肥胖。珊卓拉想不透其中的緣故。藍道吃得沒比其他小孩多，但三年級的他已是個胖小子，剛好正進入同儕之間愛互相比較的階段。

一開始，珊卓拉試著控制藍道的體重，但沒能成功，於是她尋求醫療協助。問了好幾位專家，得到的答案卻都指向藍道生活習慣不良，認為他一定吃很多，運動量也不夠，才會這麼胖。不過，珊卓拉覺得一定有哪裡不對勁，因為兒子的問題不只是多了幾公斤，還累積了大量體脂肪。因此，她決定非得找到能解決問題的醫生才肯罷休。

這段期間讓珊卓拉非常難熬。當時正值七〇年代，普羅大眾對過重者有很深的歧視，認為肥胖都是他們自找的，瘦不下來也是咎由自取。一般人對於體重與新陳代謝的了解仍停留在基礎階段，低脂高醣飲食的觀念也不盛行。

正當珊卓拉被兒子的肥胖問題搞得精疲力竭時，無意間聽聞萊貝爾醫師的名號。萊貝爾任職於波士頓麻省總醫院（Massachusetts General Hospital），擅長兒童肥胖領域，不僅是小兒科醫師，也是內分泌與新陳代謝領域的專家。珊卓拉在想，萊貝爾說不定就是藍道的救星。

萊貝爾會踏入兒童肥胖領域純屬意外。他在科爾蓋特大學（Colgate University）雙主修醫學預科與文學，之後就讀美國愛因斯坦醫學院（Albert Einstein Medical College）。他在偶然下讀到一些關於大腦調節飲食攝取的研究：「我曾看過一些非必修課指定書目、關於生理學及神經生理學的教科書，得到許多我在專業領域中學不到的知識。」透過課外閱讀汲取的這些知識為他未來的事業立下基石。一九六七年，萊貝爾取得醫學博士學位，進入麻省總醫院小兒內分泌科實習。

萊貝爾憶起當時院內的分科主任：「他曾拿出我從未見過的 *ob* 老鼠樣本，說牠們肥胖的原因仍然不明。」那次的經驗引發萊貝爾對*ob*老鼠的興趣，如同多年前他在大學時期閱讀那些課外書籍一樣強烈。

他在麻省總醫院獲得晉升的同時，也在哈佛醫學院任教。期間，曾有一位大四學生請他指導論文，研究主題是體重管理。他談起指導過程：「這次的經驗讓我更加肯定感興趣的研究領域。消息傳出後，開始有莫名肥胖卻瘦不下來的病患向我求診。他們看過許多醫生，被診斷可能具有某些初期的內分泌問題，如甲狀腺機能衰退或糖皮質激素分泌過度旺盛。當然，大多數的病患並沒有這些問題。之後，我開始診治許多罹患肥胖症的兒童。」

一九七七年某個寒冷的傍晚，珊卓拉帶藍道前往麻省總醫院，希望萊貝爾醫師就算無法治癒兒子，至少也能幫忙釐清病情。萊貝爾替藍道看診時，她殷切期盼能聽到不一樣的答案。萊貝爾看了藍道的病歷後心想，一般罹患肥胖症的兒童會進行甲狀腺機能衰退及庫欣氏症候群（皮質醇過量）的檢視。他回憶道：「這男孩完全沒有這些疾病的症狀，只是極度肥胖，但沒人知道原因。」據他所知，藍道食量不大，也不會整天坐在沙發上看電視，他的生活習慣並不會造成肥胖。他說：「我不確定這個小孩為什麼會這麼胖，總覺得問題不在他身上，但我就是找不出原因。」

萊貝爾沉默了一會兒，轉頭向珊卓拉說：「這是個謎。」又過了片刻，他打破尷尬，指示她該如何注意藍道的飲食及敦促他運動，並強調營養均衡的重要。

語畢，萊貝爾自認已盡力提供專業醫療建議，料想這位母親會畢恭畢敬地感謝他做出醫囑。然而，珊卓拉卻是怒沖沖地抓住兒子的手說：「藍道，我們走，這醫生一點忙也幫不上！」

直到現在，萊貝爾依然記得當時的心情。一開始他非常震驚，隨後覺得自己被羞辱了，當珊卓拉拽著兒子奪門而出時，他尷尬不已。事後回想，他才理解珊卓拉為何會如此生氣。「藍道的母親說得沒錯，我對肥胖的了解就僅止於此，但我並不感到愧疚，因為其他醫生或專家也是一樣。」

當時沒人徹底了解肥胖的可能成因，但萊貝爾認為此領域具有發展潛力。「我決定加入實驗室接受訓練。那時我尚未真正做過實驗室研究，但我決定從頭開始建立基礎。」

自從這次不愉快的經驗後，萊貝爾踏上了研究之路，最後徹底顛覆大眾對脂肪的認知，推翻了肥胖純粹是暴食造成的觀念。

但是，研究並非一蹴可幾，需要時間的累積。

萊貝爾知道該從何著手。幾年前，他在一場小兒科研討會上認識了紐約市洛克菲勒大學肥胖學研究先驅朱爾斯．赫許（Jules Hirsch）。該大學為全世界頂尖的肥胖研究中心之一，而赫許教授是資深科學家，當時正致力研究人體的脂肪細胞在減重後的變化。萊貝爾對肥胖症深感興趣令赫許印象深刻，在得知他有意從事研究後，便邀請他加入自己在洛克菲勒的實驗團隊。

洛克菲勒大學是聲望崇高的學術機構，對任何科學家而言，能進入此地工作是一項傑出成就。校內大多數的教職員均擁有廣泛的碩博研究背景，從研究轉入教職通常都頗為順利。

然而，萊貝爾轉換至研究領域的過程並不容易。身為哈佛醫學院教授與麻省總醫院醫師，他領取優渥的薪資，擁有絕佳的生活品質，住在布魯克林東尼區一棟維多利亞式的房子裡。投身研究代表待遇會大幅縮水，而他也必須帶著妻子與兩個小孩搬出富麗堂皇的家、變賣大部分的財產，再搬到洛克菲勒大學面積不到三十五坪的教職員宿舍。他說：「我以後博士研究生的身分從波士頓搬到洛克菲勒大學，在事業上等於是倒退了一大步。而我之所以會這麼做，都是為了加入實驗室接受研究訓練。」幸好妻子對此深表支持。「她對我說：『如果這是你想做的事，我會支持你。』她從來都不覺得我這麼做是腦袋有問題，反而全力當我的後盾，讓我非常驚訝。」

一九七八年，萊貝爾加入赫許的研究團隊，成為洛克菲勒大學教職員。這是他邁向卓越職業生涯的第一步，雖然他當時並未預料自己有朝一日會成功。他受到藍道啟發，仔細鑽研脂肪代謝產物如何影響飢餓感與體重變化。研究肥胖基因與荷爾蒙時，他發現某些荷爾蒙（如腎上腺素）會加速脂肪分解，其他荷爾蒙（如胰島素）則有抑制的效果。此外，他也分析了*ob*基因及其對脂肪的影響。

隨著研究逐步推展，萊貝爾開始注意到不尋常之處。脂肪似乎具有可以自我控制的詭譎能力。第一個線索出現於一九八三年。萊貝爾發現，面對人體的抵抗，脂肪會使用好幾種武器加以反擊。

萊貝爾與赫許檢視了洛克菲勒大學附設醫院於一九六五至一九七九年間所進行的肥胖研究之受試者資料，比較其中二十六名肥胖患者減重前與減重平均達五十二公斤後的食物攝取量。儘管減重數字驚人，這些病患卻仍被視為「輕度肥胖」。若要維持體重，他們必須再減少攝取百分之二十八的熱量。要再減輕體重，就必須減少熱量攝取，相當合理。

不過，萊貝爾與赫許將輕度肥胖患者的飲食量對比非肥胖族群的熱量數據時，得到一項令人玩味的發現。輕度肥胖患者攝取的熱量比非肥胖族群「少」了一些，體重卻仍較非肥胖族群「高了」百分之六十。不知為何，這些輕度肥胖病患即使減少熱量攝取，身上多餘的脂肪就是能順利存活，彷彿自有一套蓬勃生長的妙法。

萊貝爾對此大感驚奇。肥胖病患吃得比體重正常的人少，體脂肪居然還是過量？一九八五年，他向麥可・羅森巴姆（Michael Rosenbaum）博士尋求合作機會。當時羅森巴姆剛結束在紐約長老會醫院（New York Presbyterian Hospital）一項小兒內分泌共同研究。他與萊貝爾一樣熱愛文學，兩人都是詩人艾米莉・狄金森（Emily Dickinson）的書迷，因興趣與肥胖研究建立起深厚的合作情誼。身高一百八十八公分、有著自然捲長髮的他回憶道：「萊貝爾與赫許擁有優秀科學家與教育家應有的特質。他們提出的研究計畫非常明確，引起我的好奇與熱情。」一九八八年，他前往洛克菲勒大學，與萊貝爾一同調查纖瘦與肥胖族群在新陳代謝方面的差異，研究結果讓人們對肥胖成因有更進一步的了解。

萊貝爾與羅森巴姆藉由廣告招募受試者。參與研究的條件是至少過去六個月內曾達到人生最高體重、同意配合減去百分之十的體重，而且願意接受身體減重後反應的檢測。為了形成對照組，他們也徵求體型纖瘦的受試者，實驗程序與肥胖受試者相同。所有研究參與者均同意住院至少六個月，並接受嚴格的飲食及運動管控。儘管這是一項重大承諾，但很多人都願意為了減重參與實驗。期間，共有一百五十多人登記參加。

受試者僅能攝取流質食物，也就是根據精準的碳水化合物、脂肪與蛋白質比例所調製的奶昔，雖然嘗起來不太美味，但他們都遵守為了減重而許下的承諾，乖乖依照指示進食。經過初期測試、體重穩定後，受試者每日的飲食量減少，只能攝取八百卡熱量，直到減去百分之十的體重（通常約需三十五至六十天）。實驗全程，受試者須不斷從事激烈運動以維持健康。他們有時會因為飢餓與意志力而面臨巨大阻礙，但咬牙撐過鍛鍊後，體重數字下降了。

一旦受試者的體重減輕、不再有過大起伏，萊貝爾與羅森巴姆便開始評估他們的代謝變化。調查發現，纖瘦與肥胖受試者在減掉百分之十的體重後，相較於「原本」就與其體重相同者，均需要再減少百分之二十二的熱量才能避免復胖。這代表大部分體重減輕百分之十的人，每天需要減少攝取或藉由運動消耗二百五十至四百卡的熱量，才能與那些原本就和他們減重後體重相同的人維持同樣體重。因此，變胖後若想減肥，就必須減少熱量攝取。

那麼，脂肪又是如何在熱量減少的情況下繼續生存呢？為了解開這個謎題，萊貝爾與羅森巴姆進一步探究人體在減重後能量使用的情況變化。他們進行縝密計算，將人體消耗的總能量分門別類，包含休息時使用的能量及從事運動等活動時所燃燒的能量。

結果發現，受試者減重百分之十後，休息時所需的能量降低約百分之十五，活動時所燃燒的能量更減少了百分之二十五。可見，一旦我們體重下降，身體就會在休息時節省能量消耗，並且在活動時提高節省能量的效率。換句話說，如果想燃燒等量的卡路里，減肥的人必須慢跑八公里，而原本即與減肥者體重相同的人只需慢跑六．五公里。即使減重的人與天生就和其體重相同的人吃得一樣多、運動量也一樣，他還是會復胖。這是多麼地不公平啊！肥胖的人得付出更多代價才能甩掉脂肪，之後還得永遠面臨更高的復胖風險。由此可知，即使是一時的肥胖，也會造成終生影響。

不同人在脂肪與質量相同的條件下，所需的熱量為何會因為是否減重而有所差異呢？萊貝爾與羅森巴姆推論，原因與荷爾蒙的變化有關。他們讓受試者在減重前後進行抽血，發現受試者減重後血液中的瘦素含量驟降。考量受試者減重後脂肪減少，且瘦素量多寡又受脂肪量影響，會有這樣的結果是必然。然而，除了瘦素量減少，甲狀腺荷爾蒙也大幅降低。甲狀腺荷爾蒙負責調節新陳代謝，倘若含量減低，人體的代謝率也會跟著下降。兩位學者還檢測受試者的腎上腺素與正腎上腺素，這兩種荷爾蒙均可增加新陳代謝率。受試者減重時，這兩種荷爾蒙的含量也跟著減少，進而減緩新陳代謝的速度。

簡單來說，身體在流失體重後，會重整機能並減少熱量消耗，讓體重回復到先前習慣的範圍。

萊貝爾解釋：「任何一個透過節食或其他方法成功減重的人，一般都會再胖回原本的體重，精確無誤，不多也不少。彷彿身體就是能察覺絲毫變化，試圖找回應有的體脂肪。」

荷爾蒙的減少說明了為何人體的新陳代謝會變慢，以及減重後消耗的能量變得比較少，但有個問題依然未解：流失的脂肪何以影響荷爾蒙，並改變代謝速度？對此，許多實驗室竭力鑽研後得出結論：脂肪之所以能干預荷爾蒙及神經系統的運作，是有賴其分泌的瘦素。瘦素先進入人體的循環系統，最後再到大腦與內分泌腺。它能刺激主要甲狀腺荷爾蒙、正腎上腺素與腎上腺素分泌，而這些激素都會促進新陳代謝。瘦素量處於正常範圍時，這些荷爾蒙的分泌量也正常，新陳代謝亦然。不過，當人體的脂肪流失，瘦素含量便下降，荷爾蒙隨之減少，代謝率也會降低。

不僅如此，人體若缺乏瘦素，骨骼肌肉在減少能量消耗上就會變得更有效率。過程中牽涉了數項因素，包含甲狀腺荷爾蒙減少，進而減緩代謝率並抵銷運動的熱量燃燒作用。無論你是透過控制熱量或增加運動量來甩掉脂肪，都會出現代謝變慢的情況。脂肪透過瘦素發揮強而有力的作用，降低卡路里的用量來保全自己。

羅森巴姆表示：「大家都有種偏見，認為天生窈窕但很難減重的人是代謝慢的緣故，而體型肥胖卻無法大幅減重的人就是懶惰、散漫又貪吃。其實，脂肪消不掉的原因很多。要避免這種情況，最好的辦法是在肥胖形成前就採取行動。」

萊貝爾與羅森巴姆試圖釐清人體在減重期間與之後代謝變慢的原因，發現其多與脂肪及瘦素量減少有關。然而，解開了一個謎，還有千千萬萬個謎團等在後頭。假如人體在減重後消耗的能量較少，照理說胃口應該也會變小，不是嗎？

很遺憾，答案是否定的。減肥的人會比以往更加渴望食物。為了深入探討這個現象，萊貝爾和羅森巴姆決定與喬伊．赫許（Joy Hirsch）組成研究團隊。他是哥倫比亞大學「成像與認知科學」（Imaging and Cognitive Sciences）計畫負責人，專精功能性磁振造影技術（fMRI，監測人體在執行各種任務時的大腦活動）。他們讓減重後的受試者看著食物圖片，利用這項技術進行腦部掃描。報告出爐，相較於體重不變的受試者，減重百分之十的受試者對於食物圖像的反應較大。他們看到食物時，大腦主掌情緒或知覺的區域比體重相同的人還要活躍，同時，掌管飲食的區塊的反應度則大幅下降。可知，減重讓人對食物更有反應，也比較無法控制食慾。兩者合一，對身體大為不利呀！

這些受試者面對真實食物也有相同反應，印證了先前的實驗結果。三位學者讓受試者在進食當下做實驗。與減重前相比，他們在進食之初更飢餓，進食後的飽足感卻比之前低。即使他們吃的量與減重前相同或更多，依然會有這種感覺。

萊貝爾指出：「我們追蹤減重後的受試者長達五至六年，他們消耗的能量還是比之前少，食慾也還是一樣旺盛。我們不認為這樣的現象之後會有所改變。」這對節食者而言無疑是令人心碎的消息，同時也警示了大家，應該在過胖前就開始控制體重。

那次與藍道及其母親命運般交會的數年後，萊貝爾挖掘了許多可望解開體重之謎的答案。脂肪藉由瘦素如此強大的信差，輕易支配了人們的食慾。它能促使肌肉減少能量消耗，影響我們的交感神經，並控制甲狀腺、腎上腺素與正腎上腺素的分泌。更重要的是，它還能左右我們的思考，喚起對食物更強的慾望，使我們對吃絲毫沒有抵抗力，也不知道自己吞了多少東西。原來，脂肪可以左右人的思想！

雖然萊貝爾無緣繼續追蹤藍道的病情，但他將那次看診經驗視為事業的轉捩點，轉而探究眾多學者畢其心力急欲解答的問題，而他努力研究終於有了回報，為肥胖學領域做出一大貢獻。

萊貝爾多項近期研究均指出，為減重後的病患施打瘦素，可抵銷身體啟動增重的協調反應。這種方式可用於治療因減重而缺乏瘦素的病患，例如第二章中提到的萊拉。注射瘦素對於荷爾蒙含量正常的病患沒有影響，但對因為體重減輕或基因問題而荷爾蒙含量異常低的患者卻能發揮作用。萊貝爾在初期階段的實驗中觀察到明顯效果。減重百分之十的受試者在每天施打瘦素後，開始較能控制食慾，新陳代謝率有了起色，也比較能維持體重。目前這種療法仍處於實驗階段，尚未獲准廣泛實行。同時，萊貝爾仍持續研究，表示自己直到最後都還在尋找幫助藍道的方法。

墨爾本學者的驗證

經過一段時間，萊貝爾與羅森巴姆在脂肪研究上有了重大進展。在此同時，遠在一萬六千多公里外的澳洲墨爾本，約瑟夫．波耶托（Joseph Proietto）博士正獨自探索脂肪不死的原因。內分泌學家波耶托已研究診療減重障礙數十年，並在墨爾本奧斯汀醫院（Austin Hospital）設有肥胖門診。這些年來，他看過無數名減肥復胖的病患，深知這樣的反覆循環對病患的身體與精神都是極大的折磨。他說：「治療肥胖症非常消磨人的意志。每個來求診的病人起初都充滿鬥志，成功瘦下來之後，卻又逐漸胖回去。我心想，除了病患意志力不足，背後應該還有其他緣故。」這種挫折驅使波耶托開始研究補充荷爾蒙對減重的影響，希望能幫助病患永遠擺脫費盡力氣才減掉的體重。

二〇〇九年，波耶托募集五十名病患展開研究。如同萊貝爾與羅森巴姆，他計畫讓受試者減掉百分之十的體重，接著再檢視他們體內的荷爾蒙變化。不同的是，他還量測了腸胃分泌的荷爾蒙含量，包含促進食慾的飢餓素（ghrelin），以及抑制飢餓感與進食慾望的ＹＹ胜肽（peptide YY, PYY）、類升糖素胜肽１（Glucagon-like-peptide-1, GLP-1）和膽囊收縮素（cholecystokinin, CCK）。

參與波耶托實驗的病患接受低熱量飲食，以優體纖奶昔（Optifast，一種病人專用的特殊營養食品）與低澱粉類蔬菜取代正餐，持續八週一天只攝取五百至五百五十卡熱量。到了第九與第十週，順利減重百分之十的受試者才逐漸恢復正常飲食。他們遵循營養師的建議及飲食和運動計畫，以在未來一年維持好不容易瘦下來的體重。波耶托建議病患攝取低升糖碳水化合物，如蔬菜與全穀類（低升糖指數為一至一百，根據食物影響血糖的程度而定），多吃低脂食物，每天也應運動三十分鐘。他們將每兩個月接受親自查訪及不定時電訪，如此持續一年。

大多數的受試者都超過九十公斤，參與實驗十週內平均瘦了十四公斤。長期以奶昔作為三餐實在考驗意志，但他們一心期待能變得更瘦，堅定朝減重目標邁進。不出幾個月，他們的體重竟又慢慢上升，這實在太詭異了。減重近一年時，受試者平均又胖回百分之三十至四十減去的體重。這種現象普遍發生在實行節食的人身上。

實驗過程中，波耶托與團隊採集受試者血液並監測減重前後的荷爾蒙含量。病患在進行節食前接受體型、食慾與荷爾蒙指數的檢查，建立實驗的基準數值。到了節食第十週再次量測，等到滿一年再接受最後的檢測。

波耶托對比病患在不同時間點的體重變化與荷爾蒙含量，得到令人驚訝的重大發現。病患的荷爾蒙數值似乎變得讓身體在成功節食之後更容易增重，而且這種轉變是永久性的，也就是說，荷爾蒙重新調整了身體機制，使病患在減重後比減重前更容易感到飢餓，因而累積更多脂肪。

人體經歷第一次減重後，體內的瘦素（飽足感荷爾蒙）含量會處於最低點，意味著人會比減重前還容易餓。減重一年後，受試者的瘦素量仍然比開始節食前低上許多，發出飢餓信號的飢餓素高了百分之二十，抑制飢餓感的YY胜肽則大幅降低。此外，類升糖素胜肽1與膽囊收縮素也變得更能引起食慾，即使他們胖回原本的體重，情況仍然不變。

至此，波耶托領悟了令人沮喪的真相：不同的荷爾蒙變化互相串聯，導致成功減重的患者比減重前更渴求食物，誘使他們把卸下的體重又通通吃回來。「身體各處的防衛機制結合多項物質的變化，全都會誘使我們做出讓體重增加的行為。這正是為什麼節食者難以維持體重、接受減肥治療卻不斷失敗的原因。」

波耶托的實驗結果印證了萊貝爾的研究，指出脂肪確實具有抵抗力。人體會為了回到原有的體重而促使荷爾蒙與神經系統產生變化，讓維持減肥後的體重變成難若登天的挑戰。

血液中的關鍵物質

萊貝爾、羅森巴姆與波耶托所做的研究，顯現了脂肪自衛的多種手段。它透過瘦素控制荷爾蒙、影響骨骼肌肉與神經系統並刺激食慾，這些作用全都聯合起來降低能量消耗並大幅增加飲食量。除此之外，其他學者也發現另一個奇怪的現象：脂肪似乎能夠為了成長，替自己開闢出一條血液補給線。

哈佛醫學院教授猶大・福克曼（如第三章所述）的研究指出，腫瘤為了生長擴散而向鄰近的靜脈傳送化學信號，引起靜脈朝自己萌發新的管狀結構，再從血液中獲取養分以成長茁壯。這項發現催生了抑制血管新生和腫瘤生長的強效藥物，讓許多癌症病患得以延長壽命。

近代學者進一步發現，脂肪組織也擁有與腫瘤一樣的高超能力。脂肪因飲食過量而增長時，也會向周圍的靜脈發出相同的化學信號，促使它們往自己的方向開枝散葉，形成額外的血管來供應養分與氧氣，好讓自己日益茁壯並製造更多新的脂肪細胞。此外，這些新生血管也建立了新的路徑，讓三酸甘油酯經由血液循環進入脂肪組織內。這樣看來，脂肪真可謂是相生相息呀！

密西西比大學醫學中心癌症研究所的谷建偉（Jian-Wei Gu）教授對過去用於治療癌症的抗血管新生藥物進行測試，看看它們是否會妨礙有利於脂肪生長的血管形成。谷教授與研究團隊在胖鼠身上注射抗血管新生藥物，結果牠們的脂肪組成流失了百分七十，肌肉量則完好無缺。除了脂肪減少之外，老鼠的胃口也變差了。谷教授表示：「短期而言，這可能會是治療肥胖的好方法。」當然，若要正式將癌症藥物用於打擊肥胖，需要再審慎評估；不過，谷教授的研究的確凸顯了脂肪擁有的這項利器——血管新生，威力有多麼強大。

抽脂手術神話

大眾一直將抽脂手術視為擺脫脂肪的絕對手段。如果你曾試圖節食但失敗，或是某個部位一直瘦不下來，也許乾脆把脂肪抽出來，這種一勞永逸的作法不是很好嗎？錯了，大錯特錯。

根據近期研究，脂肪能夠在抽脂手術後立刻長回來，而且可能會出現在其他部位。科羅拉多大學泰瑞．赫南德茲（Teri Hernandez）教授與羅伯特．埃克爾（Robert Eckel）教授針對三十二名女性進行抽脂手術的研究。他們將受試女性分為兩組，一組為臀部、大腿與下腹曾進行抽脂的女性，另一組則為從未接受任何抽脂手術的女性。所有受試者均同意保持當下的生活方式一年，而研究人員會在期間檢測她們的身體數據。

六週後，抽脂組的總體脂肪降了兩個百分點，對照組則變化不大；過了六個月，兩組的差距縮小；一年後，兩組的體脂肪量沒有差別。就動過抽脂手術的女性而言，儘管她們的生活方式不變，身上的脂肪卻回復到抽脂之前的比例，而且還移了位。她們抽出了臀部、大腿及下腹的皮下脂肪，但敏感的內臟區域卻多了脂肪。到頭來，這些女性做了抽脂手術等於白忙一場，不但沒有減少體脂肪，還多了不健康的壞脂肪。

即便使出抽脂手術如此具侵略性的手段來對付脂肪，它還是有辦法智取，甚至以更危險的形式再現。面對這種情況，究竟該如何解決？

巴西聖保羅大學的法比安娜．貝娜蒂（Fabiana Benatti）與安東尼奧．蘭查（Antonio Lancha）博士針對運動與抽脂手術之間的關係做了研究。他們為三十六名女性進行抽脂手術，移除下腹部的皮下脂肪。術後，受試者分成兩組，一組恢復正常生活，另一組則實行為期四個月的運動計畫，一週鍛鍊三次，每次包含五分鐘暖身、三十分鐘高強度運動與三十至四十分鐘的跑步機有氧運動。

兩組女性的下腹脂肪全都消失無蹤，但正常生活未實行運動的受試者不到六個月，內臟部位（胃壁）就長了些許脂肪，與前述科羅拉多大學教授所作的實驗結果一致。不僅如此，她們的代謝率下降，能量消耗也變少。就如萊貝爾與羅森巴姆的研究所示，脂肪就算經由手術移除，還是會藉由降低所需的能量而死灰復燃。

至於另一組，則因持續的運動得以維持抽脂後的狀態，耗費的能量也相當穩定，同時淨體重（也就是減去脂肪，只包含肌肉、骨骼、水分、組織器官的重量）也增多。由於肌肉的基礎代謝率比脂肪高，因此這似乎也說明了為何她們的能量需求變化不大。

有鑑於兩組女性在抽脂前後均保持相同的飲食習慣，可知她們身體狀況的差異並非飲食所致。很明顯，運動才是形成差異與維持脂肪量的關鍵，而這同時也引發反思：如果病患從一開始就培養運動習慣，是否之後根本就不需要進行抽脂手術呢？

與脂肪鬥志，誰輸誰贏？

生存技能高超、具有控制思想的超能力，還能重新組織體內的，並非傑森·包恩（Jason Bourne）*這號人物，而是我們身上的脂肪。如果世界上有任何一支軍隊具備如此戰力，必能所向無敵。所有曾試圖減肥的人都明白要擺脫多餘脂肪有多困難，一旦敵人冒出頭，便會難以收拾，而且可能終生都必須與之纏鬥。

消滅脂肪並非天方夜譚，但需要萬般努力。最艱困的挑戰之一是得每天忍受吃不飽的痛苦，而這也是脂肪不斷回擊的招數，使我們終究無力抵抗，只能舉手投降。

對付詭計多端的脂肪有好幾種方式，其中一種是適應飢餓與獲得充足睡眠。睡眠不足與瘦素量低及飢餓素量高有關，兩者結合會引發飢餓、降低飽足感，並導致肥胖。研究顯示，每晚睡七小時有助於平衡荷爾蒙，並全天維持高瘦素值及低飢餓素含量。

經過一夜好眠，早上應攝取大量水分與低熱量纖維，如含有豐富綠色蔬菜的沙拉就是很好的選擇。進食可讓胃部伸展，降低飢餓素分泌和減少飢餓感。也有研究指出，水溶性纖維（洋蔥、大蒜、韭菜、大麥、黑麥與豆類等均有）能抑制血液的飢餓素含量。此外，在沙拉中也可加入一些蛋白質與油脂，以幫助身體分泌膽囊收縮素及YY胜肽以提升飽足感，而高強度運動則有助增加肌肉，提升其燃燒熱量的效能，並防止除脂後的新陳代謝率下降。

毅力是維持減重長期效果的關鍵。如果你等到變胖才減肥，要克服的挑戰會比持續控制體重的人還要艱辛。面對狡猾又頑強的脂肪，你也必須拿出同等本領迎戰。有了正確的動力，長期減重便指日可待（第十章將詳述）。畢竟，足智多謀如傑森・包恩，有時也提防不了脂肪悄悄爬上下巴。

＊譯註：美國驚悚小說作家勞勃・勒德倫（Robert Ludlum）所著《神鬼認證》（*The Bourne Identity*）中的主角

第2部

不是只有食物會害我們發胖

6 細菌與病毒：體積雖小，威力強大

蘭迪現年六十二歲，身高一百八十六公分。他出生於五〇年代，家鄉位於伊利諾州格拉斯福德。當地環境清幽寧靜，四季分明，典型的美國中西部氣候。蘭迪從小在務農家庭的嚴明紀律下長大。自五歲起，他黎明即起，穿上靴子與牛仔褲後便開始餵養乳牛、收割乾草及清理雞籠。日復一日，無論天氣或心情好壞，他每天都會先完成吃力的工作才料理早餐。

照料雞隻的工作勞心勞力，清洗畜欄、驅趕鳥禽與趕雞回農舍等都是他的例行公事。有時雞隻被關了整晚，一出籠便搞得人仰馬翻。蘭迪十一歲時，意外被一隻暴躁不安的公雞用爪子在腿上狠狠劃了一下，當下痛不欲生。他說，那感覺就像是被巨型魚鉤割破皮膚一般痛楚。公雞在他身上留下一道又長又深的傷口，鮮血順著小腿一路流到腳踝。他跑回屋裡清洗傷口，留下雞籠裡身上滿是髒汙的雞群。

幾天之後，蘭迪發現自己的食慾變得不同於以往，經常覺得餓，隨時都想著食物。

他開始在正餐之間吃零食，總是還沒到晚餐時間就已經吃得好飽。之前，他一直是瘦巴巴，但自從食慾大增後，才過了一年就胖了快五公斤。他的父母覺得這可能是青春期的緣故，儘管時間似乎比一般青少年早了一點。矮胖的身材讓他在清一色纖瘦的家人之中顯得突兀。蘭迪決定搬出那套他習以為常的紀律，強迫自己飲食減量、改吃低熱量食物與多做運動。然而，到了青少年時期，他的體重經常超標十幾公斤。他說：「那幾年我在農場做了很多粗活，卻還是一直變胖。」

學生會議或舞會等特殊場合前夕，他總是能順利瘦個幾公斤，但每當游泳或上體育課時，都很害怕脫掉衣服。「十四歲之後，我唯一的目標是減肥，用盡各種方式控制飲食。這就是我生活的全部。」他懷念之前身強體壯、吃苦耐勞的日子。如今，他似乎再也無法練出典型美國男性那寬闊肩膀與結實胸肌的倒三角形身材了。

蘭迪的家人都支持他控制體重。他們烹調低熱量食物、讓他有閒暇時間運動，也不會強迫他吃不想吃的東西。儘管如此，他在大學時期仍然與體重艱苦搏鬥。他說：「二十出頭時，我的體重不斷在九十到一百多公斤來回，好不容易瘦了一點，很快又會胖回去，非常痛苦。」這讓他不停回想往昔種種如何變了樣，想著自己曾是朋友當中最瘦的人，想著自己曾被公雞抓傷的往事。

罕見的印度雞禽案例

印度醫師尼基・杜蘭達（Nikhil Dhurandhar）繼承父親維納德・杜蘭達（Vinod Dhurandhar）衣缽，在孟買經營一家減重診所。老杜蘭達以治療肥胖為終生志業。他的體重也曾一度超標，後來透過飲食控制與網球運動從九十一公斤瘦到六十四公斤。他心想，自己都能成功瘦下來，一定也可幫助別人減重，於是他成立了一家專治肥胖的診所，開幕不久生意便十分興隆。杜蘭達受到父親啟發，立志有朝一日繼承家業。他回憶：「我從小就在餐桌上聽父親談論肥胖，說著那些急欲減肥的人如何被蒙古大夫詐騙、吃了多少苦頭，耳濡目染之下也對這個領域產生了興趣。」長大後他念醫科，畢業後與父親一同經營減重診所，之後另起爐灶獨自創業。他一共開了三間診所，看過的病患超過一萬人。

然而，杜蘭達也遇到令其他減重醫生苦惱不已的阻礙。他說：「我沒辦法為病人提供有助長期減重的藥物。他們不斷回來找我……就像賓州大學的艾伯特・斯圖卡特（Albert Stunkard）教授所說：『多數肥胖病患不會持續接受治療，因此大多無法成功減重，而那些順利瘦下來的病患也幾乎都會再胖回來。』不幸的是，此話不假。」

許多醫生可能都消極接受這項定律，但杜蘭達卻不然。凡事實事求是、追根究柢的他基於長久以來的好奇與無知（或應該說是對於常人難以動搖的科學信念認知不足），總是能夠發現別人未能察覺的問題。

杜蘭達在童年時首度顯露這些與眾不同的特質。小學三年級時，他發現螞蟻會像個兵團一樣排成一長列，運送體積比自己大上許多的食物碎屑，十分好奇牠們為何不直接吃掉食物，而是費力辛苦搬運。這些小不隆咚的昆蟲從房間的一端爬到另一端，不畏艱難地扛著貨物長途跋涉，卻沒有任何一隻停下腳步吃掉背上的食物。他不禁疑惑，螞蟻費盡千萬苦搬運食物，目的是為了存糧還是純粹勞動？為了尋求答案，他展開生平第一個實驗。他蒐集一群螞蟻，把牠們與一些米一起放在盒子裡並以土掩埋，過幾天再來觀察牠們是否已吃掉裡面的米。遺憾的是，螞蟻死了，不過杜蘭達對於食物的好奇心依然非常旺盛。

如今，他身為一名減重醫師，為了解決病患的肥胖問題，決定前往美國攻讀碩士，汲取營養學領域的知識。他說：「如果我的事業要朝肥胖領域發展，就必須充實這方面的學識與技能。因此，我擱置診所事業，飛到美國，花了十一個月完成碩士學業，再回到孟買就讀生物化學博士班。從事研究同時，我也一邊照顧父母。」

杜蘭達說，他的生命從此刻展開了決定性的轉變，在探索肥胖的路途上，彷彿有人引導著他前進。數字三在他的一生中扮演關鍵角色，標誌了命運出現轉折的次數，也是他在事業上顛覆根深柢固的科學原則的數目。

他生命中的第一次轉折發生於他與父親及獸醫病毒學家友人埃辛卡亞（S. M. Ajinkya）敘舊的某個下午。席間，埃辛卡亞提到一場席捲印度養雞業、奪走數千雞隻生命的瘟疫。他發現了其中的病毒，並以自己的姓名縮寫將其命名為SMAM-1。他描述雞隻解剖後呈現胸腺萎縮、腎臟與肝臟肥大的狀態，腹部還堆積了大量脂肪。杜蘭達認為狀況很不尋常，因為病毒一般都會導致宿主體重下降，而不是變胖。他打斷埃辛卡亞：「我覺得有事不對勁。你說雞隻的腹部有大量脂肪，有沒有可能是病毒造成的？」

埃辛卡亞大可以對杜蘭達的疑問及潛在的感染性肥胖（infectobesity）議題輕描淡寫，以「不可能，病毒不會導致肥胖」的答案草草帶過，事實上這也是本性好疑的科學家在尚未掌握明確證據之前會給的官方說法。但是，埃辛卡亞不但坦然回答自己不清楚，還鼓勵他深入研究。經過這次談話，杜蘭達將肥胖病毒感染的可能性納入博士研究。

為了查明SMAM-1是否就是導致雞隻變胖的元凶，他立刻展開研究並設計實驗。他將此事告訴同事，得到的卻是排山倒海的質疑聲浪。「大家都說：『為什麼要做這項研究？之前都沒有人提出病毒造成脂肪增加的理論。』這種言論令人惱怒，我回他們：『就是因為這樣才更應該研究啊！』」

杜蘭達毅然繼續研究計畫，對二十隻健康的雞隻進行實驗。他替一半的雞隻注射SMAM-1，另一半的雞隻則不受感染。所有雞隻都吃相同分量的食物。實驗發現，只有注射SMAM-1的雞群脂肪變多，但即使牠們變胖，血液中的膽固醇與三酸甘油酯含量卻比未受感染的雞隻還低。他表示：「這個結果還滿矛盾的。一般認為體型較胖的雞體內所含的膽固醇與三酸甘油酯應該會比較多，但數值卻完全相反。結論是，感染病毒的胖雞體內的膽固醇和三酸甘油酯比健康的雞還要少。」

為了驗證這項結果，杜蘭達又進行一次相同的實驗，不同的是雞隻樣本數增加至一百。得到的結果一樣是染上SMAM-1病毒的雞體脂肪增多。他感到詫異又納悶，世上似乎存在著導致肥胖的病毒。如果屬實，這種肥胖病是否會傳染？為此他想出了一個實驗方法，將三個雞群分別關在不同籠子裡，第一組是健康的雞，第二組為受病毒感染的雞，第三組則包含了遭感染與未遭感染的雞。不到三週，第三組未受感染的雞隻也染上病毒，相較於第一組的健康雞群，體內多了大量脂肪。杜蘭達指出：「我們沒有刻意為這些雞隻施打病毒，這種情況是同物種之間的平行感染。雖然牠們的體脂肪成長了兩倍多，但膽固醇和三酸甘油酯含量反而下降。」看來脂肪彷彿真的具有傳染性。

身為理性冷靜的科學家，杜蘭達事隔幾年後依然覺得脂肪具有傳染性非常不可思議。這是否代表肥胖就跟感冒一樣，打噴嚏就有可能傳染？目前就動物而言是有可能的，但人類又是如何呢？若用病毒進行人體實驗有違道德，因此杜蘭達決定測試自己的病患過去是否曾感染過這種病毒。

他說：「當時我還在經營減重診所，經常為病患進行血液測試。我在想也許可拿一些血液樣本做實驗，研發SMAM-1的抗體，而這個抗體將可顯示病患過去是否曾感染過這種病毒。傳統觀念認為飛禽腺病毒＊無法傳染給人類，但我還是決定親自驗證。結果發現，兩成受試者對SMAM-1的抗體呈陽性反應。相較於呈陰性反應的患者，他們的BMI較高、膽固醇與三酸甘油酯較低，與實驗的雞隻一樣。」根據他的觀察，感染SMAM-1病毒的患者平均比未受感染的正常人胖了十五公斤。

除了十五公斤的體重差距之外，如之前提到的，數字三也以其他方式不斷出現於杜蘭達的研究生涯中。他的研究成果與三項傳統科學原則相左：一是病毒不會導致增重，

＊原註：此種病毒最早發現存在於腺樣組織（adenoid tissue，鼻咽腔後部的軟組織），其中一種為SMAM-1。

二是脂肪多會引起血中膽固醇與三酸甘油酯含量增加，三是人類不會受飛禽腺病毒感染。他表示：「多次實驗結果都與一般的科學常識相牴觸，所以我現在再也不相信那些常理了。」

體重節節高升

杜蘭達在印度探索脂肪奧祕的同時，蘭迪也在尋找自身體重問題的解決之道。執了一陣子的教鞭，蘭迪基於對務農的熱愛，在一九七七年決定回到家鄉。那時他年近三十，體重將近一百二十七公斤。他說：「搬回農場後，我做的工作比之前還要費力，但體重卻總是在一百二十幾與一百三十幾之間上上下下。體重降到一百一十公斤的那幾天，我也許看起來瘦了一些，但不到幾個禮拜又胖回一百二十七公斤。我應該把甜點擺在面前，訓練自己抗拒食物的誘惑，但其實我根本克制不了自己。只要稍微放縱，我就會立刻胖個好幾公斤。」

那些年，蘭迪結了婚並有了四個小孩。每次共進晚餐與節日聚會時，他雖然和大家一起吃飯，但都會刻意吃得比別人少。儘管如此，他的體型還是像吹氣球一樣越來越龐大。快到四十歲時，他的體重逼近一百四十公斤。直到現在，他仍然記得那種隨時都覺得餓的感覺，即使節食還是瘦不下來。「我曾好幾個禮拜嚴格控制飲食，食量遠遠不及家人，但只要有一餐稍微放鬆，體重就會碰的一下子又回來了。」

顯然，蘭迪擁有容易堆積脂肪的體質，但他認為環境也是個問題。「大家就是希望你融入他們，要你跟他們一樣盡情大吃。我曾試著這麼做，但我知道自己比別人容易胖。如果你不想跟大家一起享用食物，他們就會認為你不合群。不只如此，大部分時間我都覺得自己吃得沒有別人飽。對我來說，被食物圍繞還有和別人一起用餐的感覺簡直生不如死。我沒辦法像其他人一樣大吃大喝還能保持身材，我的身體就是和別人不一樣。」即使成功控制食慾，蘭迪還是覺得自己很悲慘：「隨時都餓的感覺很難形容，那是一種源源不絕的壓力，不信的話你可以試試看。很多幫你出減肥主意的人根本不知道這有多痛苦。」

前往美國深造

杜蘭達對 SMAM-1 病毒可致肥胖的發現深具信心，因而向科學期刊投稿，希望能發表這項研究，但是編輯們都認為肥胖病毒的理論太過牽強，斷然拒絕刊出他的研究。另外，杜蘭達並不清楚病毒造成肥胖的實際機制為何，只知道兩者有關聯。病毒與脂肪無關的觀念深植人心，因此許多人完全不採信這個理論。數年後，他的某些研究才終於撬開科學期刊的大門。

一九九二年，杜蘭達取得孟買大學博士學位，在印度重新執業治療肥胖症病患，也有了與以往完全不同的想法。他最感興趣的已不是幫助病人減重，而是查究病毒與脂肪之間的關係。他聽說有個名為「Medline」（現改名為「PubMed」，為科學界網路文獻搜尋的重要資源）的線上醫學資料庫，收錄許多科學研究。然而，網路在九〇年代早期的印度尚未普及，因此他寫信詢問美國國家醫學圖書館（National Library of Medicine）是否能協助尋找所需的研究論文。搜尋文獻在科技發達的今日最多只需花幾分鐘，但當時杜蘭達卻足足等了好幾週。

杜蘭達發現了一些與其研究主題相同的論文。其中一篇在一九八二年發表於《科學》期刊，主要探討導致老鼠肥胖的犬瘟熱病毒（canine distemper virus, CDV）；另一篇的主題為勞斯聯合病毒（Rous-associated virus, RAV），也是一種會使雞禽變胖的病毒。他雖然覺得欣慰，但也擔心已有其他學者搶先他一步。他說：「這對我來說有好有壞，從壞的方面來看是有人可能已經發現病毒會導致肥胖，從好的方面來看則是我並非唯一的傻子。最值得慶幸的是，當時只有我在鑽研腺病毒。」

沒有其他學者正在探究病毒是否會導致人類肥胖的事實，為杜蘭達帶來更大優勢。病毒與人體脂肪的未知關聯在他腦中縈繞不去，最後他決定結束診所營運，全心投入研究。他深知，如果想在研究上有所突破，就必須離開印度前往美國。

於是他開始聯絡美國學術機構，尋求博士後研究的機會，但過程並不順利。「我不懂他們為何這麼不友善，我得到的回應講好聽點都是『請另謀高就』。事後想想，我有點能理解。要是有個來自異地的陌生人表示想要研究病毒是否會導致肥胖這麼冷門的領域，希望加入我的實驗室並借助我的資金深入研究，我應該也會拒絕。通常博士後研究員不會自己先訂好研究主題，而是依照所屬實驗室指定的方向進行研究，不過，我不想這麼做。」

四處碰壁的他對研究的熱情依舊不減。他決定試著走另一條路。「我決定搬到美國，等博士後研究職位的機會自己找上門。到了美國，至少我和那些學術機構在同個環境，溝通聯絡上比較順暢，應該也比較容易說服他們。」

就這樣，杜蘭達與妻子和七歲大的兒子放手一搏，帶著三大卡皮箱飛到美國。後來，他在北達科他州獲得博士後職位，負責研究向日葵的果膠。他回想那段日子：「我給自己兩年時間尋找博士後研究的機會，如果沒能成功，就回印度重拾減重事業。」

他試著聯絡所有可能對這項研究有興趣的實驗室，除了打電話和拜託朋友牽線外，還曾一次寫了三、四十封信請妻子幫忙寄出，但這兩年當中並沒有得到任何回音。心力交瘁的他與妻子萬念俱灰，決定搬回家鄉，還先替兒子註冊了一所印度學校。他說：「如果沒有機會研究病毒與肥胖的關聯，我不願意繼續待在美國。」

此時，杜蘭達的事業再次出現命運性的轉折。理查・艾金森（Richard Atkinson）是來自威斯康辛大學醫學院的知名肥胖學家，他看過杜蘭達在印度發表的論文，早在一九八二年得知犬瘟熱病毒可致鼠類肥胖的發現（杜蘭達從美國國家醫學圖書館取得的論文之一）時，便對病毒學與肥胖症產生興趣。他想研究與犬瘟熱病毒結構類似的痲疹病毒是否也會對雞禽造成相同影響，請求美國疾病防治中心允許他進行研究，卻遭到拒絕。

艾金森儘管失望，依然持續關注這個議題。某天，他突然接到杜蘭達來電。身為知名學者與北美肥胖研究學會（North American Association for the Study of Obesity，現名為肥胖協會〔The Obesity Society〕）前任會長，他經常接到博士後研究生打來請他協助介紹工作職缺。然而，艾金森說：「通常博士生的研究主題都由首席研究員指定，但我和杜蘭達談過後，清楚知道他雖然曾經與許多學者合寫論文，還是想獨自進行肥胖研究。」此外，他也對杜蘭達做出的犧牲感到印象深刻。「杜蘭達之前在印度經營三家減重診所，生意興隆，但他毅然決然放棄一切，甘願捨棄高薪，來美國當個鑽研肥胖的博士後研究生。這是真正的科學家精神。」

杜蘭達原本計劃返回印度，僅僅數週後卻經由艾金森介紹，取得威斯康辛大學麥迪遜分校的職位。一九九四年，他搬到威斯康辛，正式成為博士後研究人員。

糖尿病患者的減重計畫

一九八九年秋天，蘭迪申請商業駕駛執照，必須接受體檢。尿液檢查結束，護士問他感覺如何，他回答：「和平常一樣。」但報告出爐後，護士表示檢驗室疑似誤將葡萄糖溶液混入他的尿液樣本，因此又再替他抽了血。結果顯示，蘭迪的血糖值接近五百毫克／百毫升（先前提過正常數值為一百毫克／百毫升），檢驗室並沒有疏失，而是他本身血糖就超標。護士察覺事態嚴重，通報醫生。醫生讓蘭迪做了空腹血糖檢查，測出他具有胰島素阻抗，並罹患重度糖尿病。

年屆四十、體重近一百六十公斤的蘭迪這下麻煩大了。一直以來他都處於吃不飽和胖不停的狀態，如果再不解決這個問題，他有可能出現其他嚴重的糖尿病併發症，如心血管疾病與神經損傷。

蘭迪與醫生嘗試過各種節食方法都失敗，最後只能把希望寄託在醫院的重度糖尿病治療計畫。負責人員定時檢測蘭迪的血糖，依此調整胰島素的注射劑量與時間。治療過程中，蘭迪也接受「糖尿病替代飲食」（Diabetic Exchange diet），攝取定量的肉類、醣類、蔬菜與油脂，並戒除所有精緻含醣食物，包含麵包在內。

這項治療計畫能夠解決蘭迪的問題嗎？無論試過多少次，蘭迪還是難以控制體重。他從小就開始對抗脂肪，克制食慾、積極運動與避免社交飲食，儘管如此自制卻還是對身上的脂肪束手無策。他終其一生都必須將體重控制在一定範圍內。然而，在醫院的環境與嚴格飲食管控下，他的體重也只掉了幾公斤。

選擇實驗用病毒

成為威斯康辛大學的博士後研究生後，杜蘭達終於可以自由追尋熱愛的研究。他對病毒具有強烈好奇心，迫不及待想快點挖掘答案。然而，他向美國農業部申請從印度輸入SMAM-1病毒，卻遭到拒絕。他花了整整兩年的時間，好不容易取得博士後研究的職位，現在卻拿不到研究所需的病毒，大失所望。此時，幸運之神三度找上門。

杜蘭達轉而求助一家販售研究用病毒的公司，他們提供了五十種人類腺病毒。他說：「我原本計劃使用『the』人類腺病毒，而他們雖然擁有五十種腺病毒，卻獨獨缺了我想用的病毒！於是我再次遇到難題，不知道該選擇哪種病毒。憑著一分推測與九十九分的運氣，我們決定使用第三十六號人類腺病毒（Ad-36），因為它具有獨特的抗原，不會與同群的其他病毒交互作用，也不會受病毒抗體中和。」

選用Ad-36病毒可說是誤打誤撞，還好後來他們發現Ad-36病毒跟SMAM-1飛禽類病毒特性相似。艾金森認為Ad-36病毒極有可能是變異的SMAM-1病毒。杜蘭達利用此病毒進行雞隻實驗，發現受感染雞隻的脂肪增多、膽固醇與三酸甘油酯含量減少，與SMAM-1病毒的實驗結果完全相符。為了再次確認，他替另一群雞隻注射雞胚致死孤病毒（CELO）以確定只有Ad-36病毒會導致肥胖，另外也設定了一組未注射任何病毒的雞群。比較三群雞隻（一組施打Ad-36病毒，一組施打CELO病毒，一組未遭到感染）發現，只有感染Ad-36病毒的雞群變胖。接著，杜蘭達對老鼠與狨猴進行實驗，也都得到同樣的結果，其中受感染狨猴的體重是未遭感染的三倍，體脂肪更成長了百分之六十！

關鍵問題來了，Ad-36病毒對人類有任何影響嗎？杜蘭達與艾金森檢測五百多名受試者是否帶有Ad-36病毒抗體，結果發現他們過去都曾感染過這種病毒，其中有三成肥胖的受試者對Ad-36病毒呈現陽性反應，而體重標準的受試者卻只有一成多帶有此抗體，兩者比例為三比一。此外，呈陽性反應的非肥胖者的體重，比從未感染過病毒的受試者高出許多，再次證實病毒與肥胖有所關聯。

杜蘭達進一步縮小研究範圍，對雙胞胎進行實驗。他解釋：「我們的前提是雙胞胎的體重相近，如果樣本數只有兩對雙胞胎，萬一有一對呈陽性反應，另一對呈陰性反應，就能得到對照的結果。假如Ad-36病毒會導致人類肥胖，帶有病毒抗體的雙胞胎會比沒有抗體的雙胞胎還要胖。因此，我們為雙胞胎做了血液篩檢，蒐集二十八對病毒帶原反應互異、總計五十六個樣本。結果一如我們所假設，具有Ad-36病毒抗體的雙胞胎比不具抗體的雙胞胎來得胖。」

由於人體病毒實驗存在人道爭議，這項研究無法獲得有效證實，不過杜蘭達表示：「除非可以進行人體實驗，否則這是目前可知最能顯示Ad-36病毒對人體作用的結果。」

對付脂肪的新方法：不再推卸責任

蘭迪持續接受了數年治療，飽受煎熬。儘管病情有所好轉，但長期而言仍舊需要更專業的醫療診治。醫師推薦一位曾成功治癒重度肥胖病患的內分泌學家，也就是威斯康辛大學麥迪遜分校的艾金森。

蘭迪深知控制脂肪的急迫性，聽從建議向艾金森求診。第一次見面，他覺得艾金森教授相當和善，並沒有將肥胖的問題全都歸咎於自己。「別人總是先入為主地把錯都怪在胖子身上，但艾金森沒有這麼做，而是就事論事，針對未來做打算。」

艾金森教授先前設計了一項肥胖治療的長期計畫。他讓病患認知肥胖是一種慢性疾病，治療不是一時的，而會「持續終生」。計畫實行之初的前三個月，病患每週必須回診數天，參加肥胖症與脂肪的衛教課程。之後，回診頻率減少為一至兩週一次，若出現復胖現象，次數會再增加。如欲加入此計畫，患者必須立下切結書，承諾將全程配合治療要求。學習脂肪的知識令蘭迪非常興奮：「我一聽到有肥胖相關的大學課程可上，就迫不及待想參加！從伊利諾州開車到威斯康辛上課我一點也不嫌遠，反而覺得非常值得。」

課程中，艾金森向病患介紹有關肥胖的科學研究，包含已獲證實的發現與尚待研究的假說，也解釋了體重的定點理論（set point theory），說明人體如何自我調節以維持一定體重，因此若想改變這項機制，會需要付出極大努力。他還描述了多項突破性實驗，指出身體質量平均增加百分之二十五的瘦弱族群若想維持體重，飲食量必須比肥胖族群高出許多，最後並解說Ad-36病毒與肥胖的關聯。透過這些科學知識，蘭迪對脂肪的防衛機制有了更深的了解，也知道自己應該採取哪些策略來對抗脂肪。

艾金森也向蘭迪介紹來自印度的博士後研究助理杜蘭達。杜蘭達替他抽血檢查，結果呈現Ad-36病毒陽性反應，代表蘭迪可能受過感染。蘭迪想起小時候曾被公雞抓傷，從那時起胃口就大開、體重迅速上升，這才明白自己貪吃與肥胖的起因。如果他與那些研究中的雞隻、狨猴、雙胞胎或受試者一樣，就意味著Ad-36病毒是促成身上脂肪堆積的真正原因。「艾金森與杜蘭達博士改變了我的一生，讓所有事都豁然開朗。我卸下了重擔，又獲得了新生的力量。」

病毒如何引發脂肪形成？

像Ad-36這種病毒到底是如何引發脂肪形成的？艾金森解釋：「我們認為Ad-36病毒導致人類肥胖的方式有三：一是增加血糖的攝取並將其轉換成脂肪；二是藉由製造脂肪的酵素——脂肪酸合成酶（fatty acid synthase）——來促進脂肪分子形成；三是啟動可變成骨骼或脂肪的免疫細胞、將其轉換為脂肪，提高脂肪細胞的數量以累積更多脂肪。因此，人體內的脂肪細胞越變越大，數目也越來越多。」

研究人員承認遭雞隻抓傷有可能是蘭迪受感染的途徑，但仍抱持保留態度，畢竟Ad-36病毒會導致人體肥胖的理論尚未經過研究證實。

杜蘭達離開威斯康辛後，轉任德州理工大學食品營養學系系主任，之後艾金森教授也遷居維吉尼亞州，不過兩人依然保持密切聯繫。不久前，杜蘭達完成了一項為期十年的研究。他先檢測一千五百名受試者是否帶有Ad-36病毒抗體，之後逐年追蹤。他表示：「帶有抗體的受試者在這十年間身體質量大幅增加。」艾金森也做了類似研究，在一九九五至二〇一二年間對美國空軍官兵進行血清篩檢，結果發現截至研究結束，那些入伍時體型精瘦的士兵在感染Ad-36病毒之後，體重超標的機率比最初飆漲了四倍。

雖然杜蘭達與艾金森發表了多項肥胖病毒傳染學的有力研究，學界仍存有質疑。艾金森說：「記得有次在研討會上，我提出十五項Ad-36病毒是脂肪形成的原因或與其有所關聯的研究，會後有個好友對我說：『我不相信。』沒有原因，他就是無法置信。大家還是認為肥胖只和飲食和運動有關，殊不知背後還有其他因素。」

杜蘭達也遭遇類似情況：「科學與信仰不同，人們相信的事不見得有科學依據。在科學界，事事都講求資料與證據。我遇過有些人對這些研究心存懷疑，但就是說不出確切理由。科學追尋的是真相，與信仰無關，就如俗語說的：『我們相信上帝，但是凡人都得用數據說話。』」

真相有時是殘酷的

對於「典範轉移」（paradigm shifting）的觀念有所懷疑的現象，在科學界中十分普遍。提出胃潰瘍是幽門螺旋桿菌（*Helicobacter pylori*）而非壓力所致的醫生巴瑞．馬歇爾（Barry Marshall）也曾遭到質疑。之前，醫界相信胃酸分泌過量是情緒壓力所致，製藥商因而得以藉由製造「泰胃美」（Tagamet）與「善胃得」（Zantac）等暢銷胃藥大發利市。但是，不論壓力是否過大，一旦患者停止服用這類抗酸藥物，潰瘍又會復發。更糟的是，潰瘍還可能惡化成胃癌。

馬歇爾的同事羅賓・華倫（Robin Warren）是皇家伯斯醫院（RoyalPerth Hospital）的病理學家，他透過顯微鏡觀察潰瘍病患的胃部細胞，發現了大量幽門桿菌。馬歇爾得知此事，向同僚大肆宣揚，卻只換來學界的批評與懷疑，最終更失去研究補助，無法繼續細菌研究。由於沒有病患願意加入臨床試驗，馬歇爾只能拿自己做實驗。他喝了摻有螺旋桿菌的雞尾酒，不一會兒就開始嘔吐並出現胃潰瘍初期症狀，幸虧他事前已準備了殺菌的抗生素，得以立即服用緩解潰瘍情形。

即便在家鄉澳洲，馬歇爾的實驗也沒能引起太多迴響。然而，他的研究在偏好聳動新聞的美國媒體上逐漸發酵。除了相關學者的詢問外，《國家詢問報》（*The National Enquirer*）等八卦小報也爭相報導，刊出〈醫生拿自己當白老鼠，進行胃潰瘍實驗〉之類的聳動標題，結果引起美國食品與藥物管理局（U.S. Food and Drug Administration）關注，要求馬歇爾進行胃潰瘍抗生素的臨床實驗。研究大獲成功，證明馬歇爾與同事華倫是對的。兩人多年來飽受學界排擠，終於在二〇〇五年獲頒諾貝爾獎，總算嘗到功成名就的甜美果實。

杜蘭達期盼自己能像馬歇爾一樣，憑藉新的研究成果克服外界對肥胖病毒傳染學的質疑。他認為提出更多有關病毒運作機制的見解，或許有助學者深入探索病毒的結構，並逐漸消除人們的質疑。目前，病毒導致肥胖的概念仍不敵數世紀以來「肥胖純粹是好吃懶做導致」的觀念。即使犬瘟熱病毒、第七型勞斯聯合病毒（Rous-associated virustype 7, RAV-7）與波那病毒（Borna virus，造成牛、馬與羊等哺乳動物罹患神經感染的病毒）已獲實驗證實會導致動物肥胖，社會大眾仍不願相信。杜蘭達說：「已有近二十項研究顯示Ad-36病毒與人類的肥胖症具有重大關聯，且影響所及不受人種限制。」

艾金森希望能研發Ad-36病毒疫苗。他估計約有三成的肥胖族群感染此病毒且因而肥胖，因此希望有朝一日兒童也能接種Ad-36病毒疫苗，如同他們現在定期接種水痘與麻疹疫苗一樣。然而，目前尚未研發出可抵抗Ad-36病毒的藥劑。他說：「即便你感染病毒、體質肥胖，還是可以藉由控制飲食與運動來減重，只是必須更努力才行。」

毫無疑問，蘭迪比多數人都還要努力。他費盡心力才讓將近一百六十公斤的體重減半，每天規定自己只能攝取一千二百至一千五百卡熱量，大約是成年男性一天熱量的一半。他以沙拉當主食，正餐之間如果餓了就吃水果與堅果類零食。談到蘭迪，艾金森說：「他很了不起，是我看過最能自律的人。」

在蘭迪眼中，人的世界分成兩種：一是「享食」，二是「禁食」。他說：「我不能吃得跟別人一樣。我得告訴家人朋友，如果你們希望我繼續活著，就別指望我和你們一起享受美食。家人的大力支持是我成功減肥的關鍵。出外吃飯時，他們點自己想吃的，我就自己帶水果、堅果或水煮蛋。減肥的人必須了解自己不屬於『享食』的世界。」

現在，蘭迪比以前快樂許多。他了解自己的身體狀況，每天都努力維持體重，甚至還為了動胃繞道手術而抵押房子，希望永遠擺脫多餘的脂肪。保險公司也拒絕給付手術費用，因為蘭迪一百多公斤的體重不符合賠償的標準。他說：「有些人仗著還有減重手術這條路，放縱地大吃大喝，養成不良飲食習慣，他們就算動了手術，還是無法擺脫體重的糾纏。即使靠著手術減掉脂肪，如果沒有良好的飲食習慣，療效也不會持久。現在的我看起來好多了，體重比過去比我瘦的朋友還要輕。」過去，他總得用力縮小腹才不會讓人看到他的大肚腩，如今他說：「我是個六十二歲的熱血慢跑著，生平第一次有勇氣在健身房上課時在別人面前脫掉上衣。現在我的目標是瘦到七十三公斤，然後穿上名牌泳褲 Speedo 炫耀身材！」

細菌也會促使脂肪形成

蘭迪可能是少數如此嚴格克制飲食的人，但他絕非唯一吃得再少還是會胖的人。深受體重困擾的大有人在。他們眼睜睜看著別人津津有味地吃完一整個套餐，自己只吃一半的分量卻還是比較胖。朋友的身高沒有比較高，肌肉也不一定比自己多，有些甚至完全不運動，卻還是不會胖。對有體重問題的人而言，這就像生活受到喜愛脂肪的外星人控制一般，如此比喻他們的真實狀況一點也不為過。但是，躲在幕後操縱脂肪的外星人不只一個，實際的數量多不勝數。今日，醫學界密切關注人體內的微生物，例如散布在空氣中並且被我們吸入體內的細菌與病毒。它們以各種方式影響人類健康，就連我們會貯存多少的脂肪也不例外。

讀到這裡，大家必須認清一個事實：在脂肪這件事上，我們並不孤單。

發明高倍數顯微鏡的雷文霍克是研究人體微生物的先驅之一。一六八三年，他從自己的牙齒上刮取細胞並放到顯微鏡底下檢視，觀察到數百隻小型微生物。詭異的是，一旦他喝了熱咖啡，這些寄生在牙齒上的微生物就無法存活。

近幾十年來，人類對於細菌的認識飛快進展，單細胞生物在環境中無所不在已是普通常識。從我們出生那刻起，它們就開始攻占我們的鼻腔、腋下、皮膚、肺部、嘴巴及消化道，幾乎所有暴露在外的身體部位都不放過。它們寄居在人體裡，與我們建立共生關係，在繁殖的同時通常也會為我們帶來益處。

新生兒在來到人世之前，光經過布滿微生物的產道，全身上下就已沾染無數細菌。即使是剖腹產，媽媽皮膚上的細菌也會附著在嬰兒身上。餵奶的方式也會影響新生兒接收到的細菌種類，不論是親自哺乳或以奶瓶餵食，小孩體內的細菌多與父母身上的細菌類似，尤其是腸胃。我們在出生頭幾年暴露在外在環境的時間越長，就會接收越多種類與數量的細菌，隨著日漸發育，腸胃裡的微生物也會成長至大約一百兆個。最終，人類體內的單細胞微生物會比原本自身的細胞還多出十倍，代表我們其實比較像是由無數個微生物所組成，而非單純只是人體。

我們體內聚集最多細菌的部位是大腸。這些腸道菌群可幫助人體代謝能量、製造維生素與促進消化。這樣說來，細菌能夠影響我們的脂肪與體重，應該一點也不令人意外吧？人體吸收熱量的效率會依體內的細菌類型與數目而定，進而對體重產生作用。

傑佛瑞・高登（Jeffrey Gordon）博士是密蘇里州聖路易華盛頓大學知名的腸道菌學者。身材修長、頂著一頭棕色捲髮及戴著金屬框眼鏡的他，談到自己的研究時總是滔滔不絕。在細菌之於新陳代謝的研究中，他注意到一項奇特的趨勢。他與佛雷德里克・貝克德（Fredrik Bäckhed）合作研究，養了兩群老鼠，一群生長在無菌環境中，一群則在傳統飼養方式下接觸外界空氣，因此腸道具有典型的細菌分布。兩群老鼠吃的食物相同，分量也相同。八至十週後，研究人員利用X射線吸收測定法（X-ray absorptiometry）＊測量老鼠的體脂肪，得到了驚人結果。以傳統方式飼養、腸道細菌正常繁殖的老鼠，即使飲食量比完全沒有細菌的老鼠少了近三分之一，體脂肪卻高出百分之四十二，可見牠們體內有某種細菌可助長脂肪存量。

起初，高登與研究夥伴們認為原因應該是無菌老鼠的新陳代謝比較好，但後來發現牠們的代謝率比正常老鼠低了百分之二十七。腸道帶有細菌的老鼠儘管食量較少、代謝率較高，卻比無菌老鼠胖了許多。

高登好奇，若將正常老鼠的細菌移植到無菌老鼠身上會發生什麼事。實際進行實驗後第十四天，原為無菌的老鼠竟然增加了百分之五十七的體脂肪！更詭異的是，牠們吃的分量比仍為無菌的老鼠少了百分之二十七。這再次證明，腸道帶菌的老鼠雖然食量少了四分之一，脂肪卻比無菌的同類多了一半。

這樣的影響不只出現在老鼠身上。數年後，高登團隊中的一名成員凡妮莎・利達烏拉（Vanessa Ridaura）進行了一項測試細菌是否能導致人類肥胖的實驗，採集了四組一瘦一胖雙胞胎的腸道細菌樣本。高登將每一對雙胞胎的糞便細菌植入無菌的瘦鼠體內並隔離觀察，以防將新植入的細菌傳播給其他老鼠。實驗期間，所有老鼠都吃同一種食物，分量也相同。

結果出乎意料，每一隻被植入細菌的老鼠都繼承了帶原者的特徵。相較於接收纖瘦雙胞胎細菌的老鼠，植入肥胖雙胞胎細菌的老鼠體脂肪大幅增加。前者的排泄物比後者來得多，顯示即使兩種老鼠的飲食量相同，瘦鼠仍會排出較多廢物。

顯然，脂肪較少的動物對比脂肪較多的同類，從食物中獲取的能量較少、排出的廢物也較多。高登指出：「根據動物研究，移植肥胖人體的微生物群與這項結果具有因果關係，過程中也傳遞了肥胖體質與代謝障礙的特性，而這樣的現象在原本就肥胖的生物上特別明顯。」

那麼，細菌如何擷取能量並累積脂肪呢？事實上，腸道微生物擁有人類沒有的酵素，因此能攝食人體消化系統無法吸收的物質。細菌透過這些酵素分解多醣

＊原註：一種藉由比較X射線吸收程度來量測物質密度或組成的技術。

（polysaccharides，人體無法消化的糖分與澱粉複合物），再將其轉換成人體可吸收的簡單糖分。這樣一來，細菌可幫助我們從食物中獲得更多熱量。此外，細菌也會在小腸中製造更多毛細管，促進腸道吸收營養。因此，細菌以兩種方式影響人體的消化：先增進腸道吸收食物的能力，接著再從食物中擷取更多的糖分。

細菌除了會影響人體的消化能力外，也會減少可抑制脂肪堆積的ＦＩＡＦ（Fasting-Induced Adipose Factor，禁食誘導脂肪因數）蛋白質。腸道消化功能增強、熱量攝取變高、ＦＩＡＦ蛋白質數量降低等種種因素結合，說明了具有正常細菌含量的老鼠為何會比無菌老鼠還要胖。

然而，並非所有細菌都一樣，有些與肥胖有關，有些則無。在這個瞬息萬變的科學領域中，不斷有新的研究揭開人體微生物（寄居人體微型有機物的統稱）的奧祕。某些研究指出，肥胖族群相較於纖瘦族群，擁有較多的厚壁菌（Firmicutes，一種腸道細菌）和較少的擬桿菌（Bacteroidetes）。某些屬於厚壁菌門的細菌分解澱粉的效率比較高，因此能從食物中獲取與吸收較多能量。以革命性觀點而言，這樣的潛在好處是代謝廢物較少，但從現代角度看來，排出較少廢物卻成了潛在壞處！其他近代研究也顯示，人體腸道菌的多樣性也與肥胖有關，意即瘦子的腸道具有較多菌種。無論如何，有越來越多證據都指向人體的微生物與體重確有關聯。

高登拿一碗麥片做比喻，解釋人類消化系統的變化。麥片含有豐富多醣，而人體從一碗麥片所能獲取的熱量多寡，端視體內的細菌組成而定。某些細菌可將食物轉換成較多的熱量，因此，即使麥片的營養成分標示每份含有一百一十卡熱量，但實際上你會依據體內的微生物而獲得較多或較少的熱量。高登表示：「真正問題在於，一碗麥片是否會為每個人帶來相同的營養價值。我們認為，營養價值確實會因人而異，因此有必要對此進行審慎的人體實驗。」

好消息是，我們體內的細菌組成不會恆久不變。研究指出，胖子透過限制碳水化合物或油脂的攝取來減重時，體內的厚壁菌會減少、擬桿菌會增加，同時菌種也會變多。這項發現再次驗證脂肪是息息相生的。富含熱量的飲食會影響細菌的數目，讓人體從食物中得到更高的熱量；低熱量食物有助減輕體重，並且左右細菌的組成，造成人體從食物中獲得較少熱量、排出較多廢物。可見，飲食對於體重的支配受到許多我們無法想像的因素影響。

與體內的微生物合作

有鑑於微生物是新興的研究領域，大部分的發現與解讀仍待進一步探索。然而，如果你對自己體內的微生物感到十分好奇，可以親自參與研究。「美國消化系統研究專案」（American Gut Project）就像個細菌的知識庫，由參與者提供細菌樣本進行研究。成員繳交費用後，相關人員會提供採集體內細菌的工具包與指南，請成員寄回樣本供進行實驗，之後他們會再寄發檢驗報告，告知體內厚壁菌及其他有害或有益細菌的含量等檢驗資訊。不過，要是你發現自己的細菌組成容易導致肥胖，該怎麼做才能改變體質呢？

首先，你應該從飲食著手，改吃較難消化的蔬果類高纖食物，並減少糖分攝取。這樣不只能降低熱量，也會影響細菌的組成。曾有研究對老鼠實行西方高熱量飲食，八週後發現牠們體內的厚壁菌數量上升，但若換成具有大量蔬果的少糖健康飲食，牠們體內有助於減重的細菌就會增加。

比利時天主教魯汶大學（Université catholique de Louvain）教授派翠斯．卡尼（Patrice Cani）專門研究益菌生（prebiotics）與益生菌（probiotics）對微生物的影響。（益菌生為不可消化的植物性碳水化合物，是人體腸道必要細菌的營養來源；益生菌為對健康有直接助益的細菌。）卡尼說：「益菌生會減少食物攝取，並增加健康生物的飽足感。牠們可以改變某些微生物的組成或活動，促進健康。」

卡尼的研究顯示，如果連續兩週每天從香蕉、洋薊與豆類中攝取至少十六克益菌生，便可提升飽足感及減少食量。洋蔥、燕麥與韭蔥含有的果寡醣（oligofructose）也可穩定減少內臟脂肪與抑制飢餓感。這些益菌生營養素不僅可降低食慾，也能促進鈣質吸收，增加腸道細菌的種類，有利於減重。其還可提高擬桿菌的優勢，最重要的是刺激益菌 *Akkermansia Muciniphila* 生長。

卡尼也發現 *Akkermansia Muciniphila* 菌有助累積腸道黏液（高脂飲食不利於此）。腸道若具有健康的黏液層保護，便可促進益菌生長、提升免疫力及抑制有害物質吸收，進而增進身體代謝效率、減緩發炎與胰島素阻抗，得以控制脂肪形成。卡尼說：「高脂飲食會改變微生物叢的組成。這樣一來，腸道功能也會出現變化。」

關於微生物的研究仍在起步階段，若哪天人類能夠克服心理障礙，也許會出現透過糞便植入益菌的療法。這樣的想法並非天馬行空，實際上將可用於治療消化道疾病，例如艱難梭狀桿菌（*Clostridium Difficile*）的感染。相關實驗曾將健康人體的糞便透過灌腸或內視鏡移植到病患體內，作為結腸內益菌的來源以平衡腸道菌況。移植後，病患的腸道出現與供便者類似的菌群，病症也獲得解除，而且成效比一般的抗生素療法還要好。未來，這種療法可能會廣為流行，也許有天你家附近會開一家專事糞便移植的減重診所呢！

7 都是我爸媽的錯——肥胖基因

人人都已接受生理特徵取決於基因是無可否認的事實，從眼睛顏色、牙齒排列與身高甚至才能和脾氣等，無不受遺傳所影響。有趣的是，一談到脂肪，我們反而會低估基因的威力，絕大部分是因為大家都將肥胖視為個人弱點，是一種意志薄弱、貪吃又懶得健身的懲罰。對於特定部位的脂肪，我們傾向將其歸咎於遺傳，譬如有女生腿粗得像蘿蔔，可能就會有人說「她的腿遺傳到母親」。如果我們剛好體型纖瘦，大多會感謝父母的基因，但假如我們體型肥胖，通常會認為是自己造的孽。

幸虧有科學研究指出，基因會透過許多方式影響脂肪，才拯救了充滿罪惡感的我們。有鑑於近年科學界甫解開人類基因組的奧祕，這個領域仍屬新興階段，但每年還是不斷有新的研究問世。

皮馬族印第安人（Pima Indians）正是人類基因決定肥胖體質的鐵證之一。距今約三萬年前，他們從北亞跨越白令海峽後落腳美洲，其中一支移民定居於亞利桑那州鳳凰城希拉河（Gila River）周遭，另一支則繼續往南移動，最終定居於墨西哥美叩巴（Maycoba）。皮馬族人靠著在乾土上種植南瓜、玉米、豆類與棉花及獵捕小型動物維生，而這樣的生活方式為他們提供自然均衡的飲食及大量的勞動機會。

然而，每世紀固定發生數次的乾旱為皮馬族人帶來艱困挑戰。農作物遭到摧毀，動物數量也大幅削減，造成糧食匱乏，使他們鍛鍊出長期耐餓的能力。基因學界認為皮馬族人的體質演化到後來「節儉成性」，傾向提高代謝率並盡可能將熱量存成脂肪，即使攝取極少熱量，還是能夠生存。歷經數世紀，皮馬族印第安人仰賴基因得以維持人口。到了十九世紀中期，兩支移民逐漸各自形成獨立的生活型態，因而有了不可思議的發展。

當時，居住於亞利桑那州的皮馬族人遇到欲前往加州挖掘金礦的高加索人，為這些又累又餓的過客提供食物與住所。這群外來者感到賓至如歸，開始在皮馬族人賴以耕種的希拉河地區劃地為王。隨著加州淘金熱開展，移民蜂擁而至，有越來越多農夫和牧人前來與皮馬族人瓜分水源及土地。

資源爭奪的情勢日益加劇，迫使美國政府劃分印地安保留區，重新安置皮馬族人。不過，他們得到的新土地並未包含保留區周圍的牧地與希拉河區域。在缺乏水源灌溉農地的情況下，皮馬族人被迫面臨飢餓困境。

自三〇年代起，政府開始實行糧援，供給牛奶、培根、起士、罐頭、麥片等西方食品，以及皮馬人曾用來炸麵包的麵粉與豬油。從此他們不怕挨餓，再也無須耕作打獵，勞動的機會也驟減。有些人到鄰近的工廠幹活，有些則入伍為國效力。慢慢地，皮馬族印第安人習慣美國人的生活方式，許多亞利桑那州移民的體型也逐漸變胖。

一九六三年，美國糖尿病消化及腎臟疾病國家研究院（NIDDK）進行區域調查時，注意到皮馬族印第安人普遍的肥胖現象，進一步發現亞利桑那州的皮馬族人罹患肥胖症與糖尿病的機率極高，因此成立了專屬研究計畫。

該機構每兩年為皮馬族人進行一次健康檢查。自一九六五年起，部落原住民自發性地接受身體檢查，機構也特別關注體重、身高與BMI值等糖尿病相關因素。觀察發現，皮馬族人的過重比例高出美國國民肥胖率三倍之多，罹患糖尿病的機率也相當高。然而，鄰近的高加索移民生活習慣相似，卻沒有出現這些現象。

同時，糖尿病消化及腎臟疾病國家研究院也觀察墨西哥美叩巴地區的皮馬族人。由於他們與亞利桑那州的皮馬族移民擁有類似基因，令人好奇他們是否也有同樣的健康問題。

艾瑞克・拉弗森（Eric Ravussin）任職於路易斯安那州巴吞魯日的彭寧頓生物醫學

研究中心（Pennington Biomedical Research Center），是第一批深入位於馬德雷山脈（Sierra Madre）的美叩巴的科學家之一。回憶那段經歷，他說：「當地沒有水泥道路，也沒有電力和水，什麼都沒有。居民也沒有車可開。」他們得開著四輪傳動的汽車翻山越嶺，花上八到十個小時才能抵達村落。當地皮馬族人仍舊務農並以單車代步，大多沿襲先人的農耕生活。

大致上，他們比亞利桑那州的同族來得健康。相較之下，此區男性的肥胖比率低了十倍，女性則低了三倍，罹患糖尿病的機率也少了五・五倍。顯然，現代生活飲食讓亞利桑那州的皮馬族移民嘗到惡果。

上述兩個印第安部落的例子清楚闡明了肥胖與種族的關係。皮馬族人若沒有節儉熱量成性的體質，數百年來便無法熬過一次又一次的飢荒。儘管如此，抗飢的基因到了衣食無虞的現代反而成了健康上的劣勢，致使他們罹患肥胖症與糖尿病的機率高於其他種族。

拉弗森表示：「環境變了，這些皮馬族印第安人在體重、體脂肪與葡萄糖代謝方面所受到的影響，肯定比其他族群高出許多。這是基因特性與環境變動之間的互動關係。」

皮馬族人的ＤＮＡ分析報告也顯示，他們的肥胖染色體具有變異。基於遺傳特性，他們的身體直到今日仍然習慣儲存熱量，為永遠不會到來的飢荒做準備。

雖然我們無法改變自身基因，但可以藉由科學方法影響基因對健康的作用。即便我們真的減不掉所有多餘的體重，至少可以減少一點罪惡感。

脂肪面前，人非生而平等

與拉弗森同樣任職於彭寧頓生物醫學研究中心的克勞德．布沙爾（Claude Bouchard）博士曾貢獻許多創新研究，顯示體重特性的確會受遺傳影響。他在一九七七年自德州大學奧斯汀分校取得族群遺傳學與體質人類學博士學位後回到家鄉魁北克，並在拉瓦爾大學（Laval University）成立肥胖研究實驗室。有著一頭捲髮的布沙爾前額微禿，戴著眼鏡的面孔顯得友善。他表示：「你我周遭都有過重和肥胖人士，而且這些人口似乎正逐漸成長。之前我們曾徵求家庭參與實驗，其中包含了極為肥胖的受試者。」這項觀察激發他的研究熱情，聘請更多員工共同致力於洞察肥胖的趨勢，如他所說：「我們很快就招募到十五位肥胖學與運動生物學領域的人才。」

一九八六至一九九〇年間，當時人類基因組研究計畫尚未完成，布沙爾與實驗團隊所進行的兩項基礎研究，便已顛覆過去大眾對於基因與體重的觀念。第一項研究顯示，人類的發胖傾向及部位都與基因有關。帶著法裔加拿大口音的布沙爾說：「我試著建立一種可以控制體重且實際測試遺傳基因是否有所影響的實驗模型。後來，終於根據好幾對同卵雙胞胎的樣本設計出有效模型，並且比對基因相同及相異的受試者對飲食或運動的反應。」

布沙爾讓十二對男性同卵雙胞胎實行特殊飲食計畫，連續八十四天在日常飲食之外再增加一千卡的熱量。結果一如他預期，這些年經人明顯變胖，平均增加百分之十三的體重。此外，比起互無血緣關係的受試者，雙胞胎體重、脂肪比例與皮下脂肪增加幅度相同的可能性多了三倍。其中，內臟脂肪與基因的關聯又更加密切：以一對雙胞胎與一組互不相干的兩名受試者而言，如果雙胞胎其中一人內臟脂肪增多，另一人增加相同腹部脂肪量的機率，比另一組受試者高了六倍。

另一項減重實驗中，布沙爾讓男性同卵雙胞胎待在封閉的環境四個月。他首先測量雙胞胎維持當下體重所需的實際熱量，接著讓他們每天固定運動兩小時。最後，每個人在實驗期間總計消耗了五萬三千卡的熱量。

雙胞胎受試者在藉由運動減重的同時，布沙爾持續觀察他們的體重、除去脂肪的體重與脂肪分布，發現運動消耗的熱量多寡也會受基因影響。若雙胞胎其中一人在單次運動中燃燒八十卡熱量，而對照組燃燒一百卡熱量，則雙胞胎的另一人也可能出現相同的代謝差異。他說：「這又是一項有力的發現。在攝取一定熱量的條件下，受試者藉由運動順利瘦身的能力，有近五成受基因差異支配。」

這種模式在多項身體數值中明顯可見。根據布沙爾研究發現，人類的基因會影響靜止代謝率、脂肪量、脂肪比例、腹部內臟脂肪、血脂肪與膽固醇。

儘管如此，布沙爾與同事安吉洛．泰林布雷（Angelo Tremblay）發現了一項例外因素，對試圖控制體重的人尤其重要。受試者進行激烈運動時，基因對體重的影響較不顯著。以布沙爾而言，激烈運動指的是讓代謝率比靜止代謝率增加六倍以上（可透過每小時跑步六至十公里，或騎自行車十九至二十六公里，或從事其他可在數分鐘內急促呼吸與大量流汗的活動來達成）。這讓我們學到一課：無論原本的基因特性為何，一旦我們進入特定程度的運動狀態，身體就會開始代謝脂肪。

布沙爾根據自身對於同家庭遺傳特性的觀察、有關性別、年齡、能量攝取與消耗等變數的數據模型，以及同卵雙胞胎的臨床實驗結果，在八〇與九〇年代發表了探究基因與脂肪關聯的開創性研究。受惠於現代科技發展，學者更深入挖掘關於基因的知識。舉例來說，具有ＦＴＯ肥胖基因（fat mass and obesity-associated gene）變異的人較容易偏好高熱量食物，進而累積較多脂肪。相較於ＦＴＯ基因正常的人，這些族群的肥胖風險高了將近兩倍。

關於ＦＴＯ基因作用的研究，蘇格蘭鄧迪大學（University of Dundee）的柯林・帕爾默（Colin Palmer）教授也有所貢獻。他對近一百名學童進行研究，檢測他們的ＦＴＯ基因是否出現變異。之後，他讓學童們從蔬果或洋芋片及巧克力等各種高熱量零食中自由選擇想吃的食物，事後分析發現，帶有ＦＴＯ基因變異的兒童與基因正常的同輩相比，傾向選擇熱量較高的食物。帕爾默指出：「這群兒童吃的食物分量與組成都相同，唯一的不同只有熱量。」結果不出所料，基因變異兒童的體脂肪也比正常的孩子多了快兩公斤。

學者認為ＦＴＯ基因的效力不只表現在刺激大腦對高脂食物的慾望，還出現於脂肪組織中。哈佛醫學院研究人員梅琳娜・克勞斯尼薩（Melina Claussnitzer）與研究團隊發現，ＦＴＯ基因有一項變數會導致正常的米色脂肪細胞轉變為白色的脂肪細胞。如第一章所述，米色脂肪細胞可經由運動的刺激，轉換成燃燒能量的棕色脂肪細胞。不過在ＦＴＯ基因變異者的體內，米色脂肪細胞較少、儲存能量的白色脂肪較多，因此他們不但喜歡吃高熱量食物，消耗的熱量比其他人少，堆積的脂肪也比較多。種種不利因素形成了減重者的艱鉅挑戰。

雖然具有FTO基因變異的人肥胖風險比基因正常的人多了近兩倍，但帕爾默解釋：「FTO基因有缺陷不代表一定會肥胖，還是可以藉由控制飲食來維持體重，只是減重成效會因每個人的體質而異。」

由基因所致的脂肪也不全都是壞的。某些脂肪實際上具有保護人體的作用。

茹絲．盧斯（Ruth Loos）是紐約西奈山醫院（Mount Sinai Hospital）肥胖基因與相關代謝特性計畫負責人。她身材纖細，一頭俏麗的金色短髮更襯托出她骨感的體態。熱中健身的她一直保持運動習慣，因此前往比利時就讀大學時，她很自然地選擇人體運動學作為主修科目。

盧斯原本希望成為體育老師，但比利時開放的教育體制為她提供了其他機會。她說：「基本上，在比利時念書很自由，你可以隨心所欲地各方嘗試而不用擔心學費的問題，像我想念博士，但不太確定要念哪個領域，一位指導教授建議：『不妨來基因學系看看。我們有一項關於雙胞胎的研究需要有人幫忙量測他們的身高、體重與運動技能。』

因緣際會下，我就這樣成了一位人體測量專家，發展出量測人體各部位的專長。」

盧斯於一九九三年從研究所畢業，並在二〇〇一年取得比利時魯汶大學博士學位，之後更獲得補助得以繼續從事研究。她曾在碩士課程中讀過布沙爾所著關於體能活動與發育的教科書，因而知道這位學者的研究。她與布沙爾聯絡，不久後便成為他實驗室的博士後研究員。與布沙爾共事的過程中，盧斯對脂肪與代謝的基因特性開始產生濃厚興趣，最後在西奈山醫院設立自己的實驗室。

盧斯展開研究後，注意到許多已知基因均與ＢＭＩ值的高低有關。由於ＢＭＩ單純計算體重與身高的比率，並未區分脂肪組成與肌肉等非脂肪組織，因此她認為那無法精準量測脂肪。換言之，假如你的體脂肪只有百分之七，其他都是肌肉，ＢＭＩ值也許會跟肥胖且肌肉量較少的人一樣高。為了釐清與脂肪有關的ＤＮＡ區段，她與團隊分析了三萬六千多名樣本的基因資料，試圖找出會影響體脂肪的基因。

從這項研究中，她發現肥胖與ＦＴＯ及ＩＲＳ１基因（與胰島素阻抗性相關的基因）緊密相關。學界已知ＦＴＯ基因變異會導致過重，譬如誘使兒童選擇熱量較高的食物。然而，從未有學者提出ＩＲＳ１基因與脂肪的連結。她與托馬斯．基爾佩萊嫩（Tuomas Kilpeläinen）等夥伴決定將研究重點轉移至ＩＲＳ１基因上，並在分析資料時揭露了不為人知的祕密：IRS1基因會導致男性擁有較少脂肪。起初，這看似是個好處，但盧斯深入研究後發現，儘管有此基因變異的男性四肢與軀幹的脂肪量較少，血液中的三酸甘油酯卻比一般人高，不僅好的膽固醇較少，對胰島素的抗性也比較高，全都是健康的不利因素。這是怎麼回事？他們比IRS1基因正常的男性來得瘦，照理說應該比較健康，但事實卻不然。更令人困惑的是，這項變數對女性似乎沒有類似影響。

盧斯與團隊認為，這種不良基因的代謝問題也許與脂肪分布有關，於是進一步測量基因變異男性的皮下與內臟脂肪含量。結果發現，擁有某種IRS1基因變異（以變數A代稱）的男性，對比不具基因變異的男性，皮下脂肪較少而內臟脂肪較多。即使他們的體脂肪比一般男性低，脂肪卻會分布在比較危險的部位。

擁有另一種IRS1基因變異（以變數B代稱）的男性則具有較多的皮下脂肪，但盧斯指出：「這項引起皮下脂肪增多的變數可減少第二型糖尿病與心血管疾病的患病率，也會降低三酸甘油酯與低密度脂蛋白（low density lipoprotein, LDL）*的含量，並提升高密度脂蛋白（high density lipoprotein, HDL）**含量。」具有變數B的男性體型較胖，卻

*原註：又稱「有害膽固醇」。高LDL與罹患心臟病的機率有關。

比較健康。

盧斯疑惑不已，製造脂肪的基因居然可以降低人體的患病風險？

她與研究團隊一步步拼湊真相。原來，ＩＲＳ１基因帶有可形成蛋白質的密碼，而這種蛋白質可調節細胞對胰島素的敏感度。她發現，ＩＲＳ１變數Ａ會減弱這項蛋白質在皮下與內臟脂肪的作用，使得這些部位的細胞對胰島素較不敏感，也不會吸收葡萄糖與脂肪。這種現象發生在男性身上的機率比女性高出許多。

此外，ＩＲＳ１變數Ａ也會抑制脂聯素分泌，阻礙脂肪組織擴張。這些男性體內的脂聯素比正常人少，無法生成新的脂肪細胞及擴展皮下脂肪，導致多餘脂肪停留在血液中並可能堆積於肝臟與胰臟內，造成血脂異常（意即三酸甘油酯與壞膽固醇增加、好膽固醇減少），進而產生胰島素抗性。

另一方面，具有ＩＲＳ１變數Ｂ的男性擁有較多ＩＲＳ１基因蛋白質和脂聯素，皮下脂肪細胞容易擴張，因而促成略微圓胖的體型。他們的脂肪細胞會吸收糖分與脂肪，維持身體健康，血液中的三酸甘油酯、膽固醇及胰島素數值也比較低。

盧斯的研究為世人揭露一種全新的脂肪基因，意義非凡。過去研究已發現ＦＴＯ基因變異或瘦素基因等變數會影響暴食或脂肪細胞的種類，但至此第一次有學者提出

IRS1基因與脂肪細胞的製造有關。人體若不能持續產生新的脂肪細胞以儲存血脂，就容易遭受疾病侵襲。如果我們的脂肪少一點，看似會健康一些，但實際上卻可能較容易罹患糖尿病及其他病症。

盧斯表示：「增加肥胖風險的基因也許能保護你免於罹患第二型糖尿病和心血管疾病，還能讓你擁有最佳的脂肪組成。我們將這種基因稱為健康的肥胖基因。那些具有引發脂肪變數的人其實能夠儲存好的脂肪，並且把脂肪存在正確的部位來保護肝臟與肌肉，避免形成內臟脂肪，也能預防疾病。可見，優質的肥胖基因確實存在。」

基因很威，但不是它說了算

DNA密碼只要有一丁點變動，我們的代謝與脂肪分布就會大為不同，飲食行為也會受到影響。某些人吃得越多，脂肪就會越多，但也有些人吃進去的油脂會留在血液中，堆積在其他部位。因此，世界上才會出現體型像吹氣球般越脹越大的皮馬族人，以

＊＊原註：又稱「良性膽固醇」。高HDL可降低心臟病風險。

及食量如牛卻胖不了太多的人。

你可以透過檢查來了解自己是否具有肥胖相關的基因變異。但假設你帶有這些變異的基因，是否就註定終生肥胖呢？

不用太擔心，除非你具有極罕見的致胖變異基因（如第二章提過的萊拉・馬利克），否則這些與肥胖有關的基因變異只會對體重造成部分影響，較為關鍵的還是生活習慣。多數情況下，食量、食物與運動量的決定性仍勝過基因。然而不可否認的，FTO變異基因等肥胖基因會使你難以控制體重。

盧斯解釋：「一般人都認為擁有易胖體質就一定會肥胖，這個觀念大錯特錯。他們誤以為一旦有了這種基因，做什麼也無法挽救。其實，我們的研究顯示，就算你具有肥胖基因，只要多運動或保持良好生活習慣，還是可以降低百分之三十至四十的肥胖風險。」

根據她的研究成果，運動是對抗肥胖基因的關鍵。她與團隊蒐集了二十一萬八千個FTO基因樣本，計算出這些人肥胖的可能性比不具此基因缺陷的人高了百分之二十三。儘管如此，一些受試者擁有定期運動的習慣，因而大幅降低肥胖的機率，將FTO基因的效力削減了百分之二十七。雖然FTO基因仍有約七成的機會導致肥胖，但運動多少有助於避免終生與體重對抗的命運。

盧斯指出，一週至少五天、每次運動三十分鐘，可能有助於削弱ＦＴＯ基因的影響。「運動以流汗為原則，不必太過激烈。」亦即整理花草、遛狗或騎腳踏車都算運動。

假如你具有易胖基因，全世界都會千方百計與你作對，維持身材難上加難。擁有這種基因並不是你的錯，即使堅持反擊很困難，但你不應放棄。如果你能夠發揮超凡的自制力，向高熱量食物說不，加上每天運動，依然可以掌握命運。然而，可以肯定的是，你將必須付出比沒有肥胖基因的人還要多的努力才能減重。如盧斯所說：「有基因缺陷的人減肥會比一般人困難，但並不是不可能。」

8 我是女人，所以我有脂肪

瑪莎．格雷（Martha Gray）是名化學家，她在二十八歲那年認識了在同實驗室工作的湯姆。一直以來，瑪莎埋首研究，嚴肅與直率的個性讓許多有意追求她的男性打退堂鼓。但湯姆不一樣，極度內向的他似乎與瑪莎的性格不謀而合。他們共事六個月後，彼此覺得非常契合，決定互許終身。之後，他們開始同居，為結婚做準備。

瑪莎並不苗條。身高一百六十七公分、留著一頭烏黑短髮且戴著黑框眼鏡的她，從快二十歲起體重就超過正常標準十多公斤。她知道自己身材不好，打算將婚禮延後一年舉辦，好多一點時間減肥，希望能像婚禮雜誌上的新娘一樣美麗動人。

瑪莎是獨生女，從小備受父母寵愛，從來不缺女孩的玩意，無論是充滿蕾絲摺飾的床具、娃娃屋或各種華服。她總是把衣服和東西收得整齊有致，深深引以為傲。然而，與湯姆搬進新公寓後，她注意到未婚夫的習慣與自己有著天壤之別。他經常隨手把脫下的衣服扔在床上，襪子四處亂丟，用過的衛生紙布滿洗臉台。此外，他每天作息規律，早上回覆電子郵件，八點前出門工作，晚上看電視，睡前看書。值得一提的是，他有著驚人食量。

湯姆無時無刻都在吃。他年屆三十，一百八十三公分，身材修長。每天早餐都吃兩大碗麥片，到了十點再吃點心，中午和同事一起用餐通常會點個超大尺寸的三明治，下午三點喝杯咖啡，晚餐吃一大盤義大利麵或馬鈴薯燉肉。到了睡前，甚至還會再嗑一大碗冰淇淋。他偶爾慢跑，並未持之以恆。看到湯姆不運動又愛吃居然還不會胖，瑪莎覺得非常不合理。

對瑪莎而言，節食就完全不是這麼回事了。她對吃進的每一口食物和每一卡熱量斤斤計較，為了實現穿著美麗婚紗羨煞旁人的夢想，過得非常痛苦。儘管如此，她還是會為了與湯姆培養感情，時常一起煮頓豐盛大餐，或是在睡前一邊聊著當天發生的事，一邊開心地吃冰淇淋。

過了數個月快樂的家庭生活，瑪莎開始穿不下牛仔褲，因為她胖了六公斤。忿忿不平的想法在她心中蔓延：「我只是多吃了冰淇淋……他的食量是我的三倍還不用控制體重，而且從高中以來就這麼瘦……真不公平。」瑪莎的飲食量遠遠不及湯姆，但臀部與大腿的脂肪量恐怕是湯姆一輩子都望塵莫及的。現在，距離婚禮只剩十個月，她有的時間更少，要減掉的體重卻更多了。

女人的脂肪為何比男人多？

女人的脂肪確實比男人多。生命是不公平的，脂肪也是如此。長久以來，女人一直抱怨男人吃比較多卻不會胖。我敢說世上應該有不計其數的女性對這種現象感到悻然。如今，科學證實女人一直以來的看法是對的。在各大洲、各個種族與文化中，女人身上的脂肪都比男人多。脂肪的堆積單就食量來說並不會有所差異，因為男性與女性所攝取的脂肪比例大致相同，約占飲食總熱量的三分之一。以相同BMI值而言，男性攝取的熱量比女性還多。然而，男女的消化系統不同，主要成因在於基因、荷爾蒙，以及（是否）將食物轉換成脂肪的生化機制。

男女之間的差別從出生時就可窺知一二。數名西班牙沙拉戈薩大學（University of Zaragoza）的學者蒐集四千五百多名新生兒的脂肪資料，比較他們的皮下脂肪、身長與體重等數值，發現各種情況下，女孩的皮下脂肪層均比男孩來得厚。無論嬰兒的身長、出生天數或體重是多少，脂肪量主要都取決於性別。他們在愛爾蘭、法國、比利時與美國也進行相同調查，得到的結論全都一樣，表示早在出生甚至仍是胚胎時，女性就擁有比男性還多的脂肪。

從十歲起，脂肪量的差距會逐漸拉大。隨著青春期到來，女生的皮下脂肪會大幅增長。到了十七歲，兩者體內的脂肪差異更達到百分之四十四至九十三不等。青春期中，女生每年增加約一公斤的脂肪量，而男生儘管由於擁有較多的肌肉與骨骼而平均體重較重，脂肪逐年成長的數值卻只有〇．二公斤，僅女生的五分之一。

麥可．詹森（Michael Jensen）是美國明尼蘇達州羅徹斯特梅約診所（Mayo Clinic）醫師，研究男女脂肪儲存的差異已數十年。他說：「經歷青春期後，女生的脂肪變多，而且會依典型女性的脂肪分布重新分配至各個部位。男生則會流失大量皮下脂肪。」顯示身體會透過因性別而異的體重變化，形成更加「男性化」或「女性化」的外貌。

美國疾病防治中心主導的國家健康與營養調查研究（National Health and Nutrition Examination Survey, NHANES）曾調查近一萬六千名受試者，指出女性不分種族（包含高加索人、墨西哥裔美國人或非裔美國人），儲存脂肪的效率均比男性高，但男性整體攝取的熱量卻高出女性百分之五十一。合理的解釋可能是，男性平均非脂肪組成比女性多了百分之三十三，較多的肌肉與骨骼量促使他們需要較多熱量。因此，男性可以吃得比較多卻不會變胖。

為什麼女人註定會有比較多的脂肪？原因同樣是荷爾蒙與生物作用的不同。擁有較多脂肪明顯在生物演化上具有優勢。身上有脂肪代表生活無虞且擁有充足養分可進入青春期與進行生育。如第三章所提，如果女人沒有足夠的體脂肪，是無法進入生理期與受孕的。

一旦月經展開，女性的體脂肪量會在每次生理週期之間產生波動，雌激素會略微下降而黃體素升高，造成食慾與脂肪量的變化。月經週期後半段，雌激素分泌量會下降，導致女性特別渴望高油脂與醣類食物。除了食慾大增之外，同時間黃體素的增加會降低血中三酸甘油酯並將其儲存於脂肪組織內，因而累積脂肪。據信這種作用會向人體發出血液缺乏油脂的訊號，進而引起對油膩食物的慾望。從渴望食物到後來形成脂肪，長期下來讓人要減肥也難。

女人懷孕時，身體仍會持續累積脂肪。即使攝取的熱量不變，體重依然會增加，有時甚至吃得較少還是一樣變胖。這段期間，孕婦即便吃得不多，全身脂肪量仍會增加約二至六公斤。由於懷孕消耗的總熱量會上升，因此這種現象與新陳代謝減緩無關，可以推斷部分因素應該與腸道細菌有關。

美國康乃爾大學教授茹絲．雷（Ruth Ley）與研究團隊將孕婦的腸道細菌移植到無菌老鼠（詳見第六章）體內，發現植入懷孕七至九個月孕婦腸道細菌的老鼠，比植入第一孕期（懷孕頭三個月）腸道細菌的老鼠還要胖。研究結果顯示，孕婦的腸道菌相在妊娠期間產生劇烈變化，提升孕婦吸收營養的能力，而這也多少說明了為何孕婦通常都會變重。

不過，無論孕婦累積了多少脂肪，有一部分都會轉變成母乳。其實，許多媽媽在生產後因為哺乳的關係得以迅速減重，而女體利用脂肪生成母乳的機制也凸顯了女性脂肪在人類生存上的必要性。

女性的脂肪比男性多的另一項原因是營養分配（nutrient partitioning），意即身體會將部分熱量轉變為脂肪，剩餘用來立即消耗或儲存為糖分（見第一章），而將熱量轉變為脂肪存量的效率則視個人體質而異。

如同第一章以金錢比喻熱量的例子，營養分配的概念就像每週領一張一百元的支票，再把其中二十元存入退休金帳戶一樣。如果剩餘的八十元不足以支付開銷，就必須再開發其他收入，因為你每週無論如何都得存入二十元。就身體而言，若在分配養分之後沒有攝取機能運作所需的能量，就會想再吃得更多。科學家尚未找出可顯著改變營養分配的方式，意味著縱使我們能夠控制飲食，人體的生物機制仍可能會激發旺盛的食慾。

麥可．詹森解釋：「過量飲食對女性與男性所引起的反應迥然不同。相較於男性，女性將血中脂肪酸分配至皮下脂肪的效率似乎比較高。」

男性也會將熱量儲存為脂肪，但分量比女性來得低。光就這項差異，女性每年就會比男性胖個好幾公斤。澳洲新南威爾斯大學聖喬治臨床醫學院（St. George & Sutherland Clinical School）內分泌學系系主任安東尼．歐沙利文（Anthony O'Sullivan）專門研究男女在脂肪儲存方面的差異。他表示：「脂肪代謝率只要有一、兩個百分點的變化，一切就會不同。人體吸收和代謝這麼多脂肪，大部分都會被燃燒殆盡。所以如果要實際增加脂肪量，吸收效率要再高一點才行。」在儲存脂肪這件事上，顯然女人的效率比男人還要高，但這樣的高效率卻成了終生的折磨呀！

然而，即使單就女性族群而言，儲存脂肪的效率也有所差異。譬如，無論ＢＭＩ值為何，亞洲女性的體脂肪就比歐洲女性多；非裔美國女性的內臟脂肪量普遍比歐洲女性少，但皮下脂肪卻比較多。這也許正如學者們所發現的，同樣是飽食一頓高脂美味的大餐，歐洲女性基於體質緣故，會比非裔美國女性更容易燃燒脂肪。可見不只性別，種族也會影響身體脂肪的多寡。

節食與運動治標不治本

女性累積脂肪的能力比男性強，在需要能量時所消耗的脂肪也比較多。詹森在針對禁食一晚後血中自由脂肪酸含量的研究中，發現女性為了滿足身體所需能量而釋放的血中脂肪酸比男性多了百分之四十，但同時也能在起床後更快將脂肪酸存入脂肪組織內。因此，儘管女性會因應能量需求消耗更多脂肪，卻也比男性更容易將脂肪酸轉變成脂肪。

長時間運動過程中，女性消耗的脂肪比男性來得多，獲取脂肪的效率也比較高，而男性則會燃燒較多的碳水化合物與蛋白質。研究指出，男性施打雌激素後，情況便完全相反。他們在運動中所燃燒的碳水化合物與蛋白質會變少，而消耗的脂肪量會增多。

這是值得高興的消息嗎？不見得。女人在鬥志高昂地奔向跑步機之前，應該要先知道自己的身體本質上就是容易蓄積脂肪。事實上，女性在運動後的進食量通常也比男性多。詹森說：「男性與女性的身體對於生理活動的反應不一。運動後，男性補充熱量的效率比較差，而女性一般吸收營養的能力會比較強。如果運動後有大量食物擺在眼前，女人吃得會比男人多。」他將這種現象稱為「本能」反應。

此種熱量過度補償當然與生理構造有關。麻州大學安默斯特分校的學者對一群體重超標且經常久坐的男女進行研究。他們讓受試者實行一項為期四天的運動計畫，之後檢測血糖變化，尤其是誘發食慾的飢餓素。結果發現，男性的飢餓素含量在運動後並沒有顯著變化，但女性的數值卻成長了三分之一。即使讓她們攝入更多熱量，運動後的飢餓素含量仍比運動前高了四分之一。

在美國堪薩斯大學研究運動與肥胖關聯的喬瑟夫．唐納利（Joseph Donnelly）教授表示：「女性在運動中消耗越多熱量，就會吃得越多，男性則不會如此。根據我們的實驗，男女同樣燃燒四百卡熱量，食量並未產生變化。當消耗的熱量增加至六百卡時，女性的食量開始增多，男性則不變。顯示熱量消耗得越多，女性補充能量的效率越高。」唐納利的研究導出一項有違常理的結論：那些透過運動燃燒超過四百卡熱量的女性，不一定能得到與努力相符的回報，因為她們的食慾會因此變得更好。

關於運動效果，女性也面臨與男性不平等的狀況。歐沙利文指出：「很多研究都證實，女性在運動中燃燒的脂肪比男性多。既然如此，你也許會認為女性在運動後應該會比男性更容易減掉體脂肪，但事實正好相反。假設有一男一女一天運動一小時，這段期間女生將比男生燃燒更多脂肪，但在剩下的二十三個小時中，女生消耗的脂肪卻會比男生來得少。」詹森也認為男性的肌肉燃燒熱量的能力比女性強：「體重正常的女性平均具有百分之三十的體脂肪，而相同身高、體重與年齡的男性體脂肪可能只有百分之十五，表示他們只要坐著不動就能比女性消耗更多熱量。」

因此，女性比男性更容易食慾大開，儲存脂肪的效率也更高。歐沙利文說道：「你不能只考慮那一小時的運動。」女性擁有較多體脂肪，也確實會消耗這些脂肪，不過，「一旦結束運動，她們的身體就會啟動更高的效率來儲存脂肪。換句話說，女人們天生就傾向在運動後吃得比男人多，將食物轉變為脂肪的效率也比較高。」總而言之，女性可藉由運動減少的脂肪量可能不如預期。

這項理論真令人抓狂，可不是嗎？

女性也無須為此垂頭喪氣，儲存脂肪的高效率還是有好處的。詹森解釋：「女性的營養分配機制有助於維持低血脂，所以她們罹患高血脂心血管疾病的風險會比男性低。這對健康有益。同時，男性也應了解，雖然他們年輕時也許身材精瘦，但隨著年紀增長，身材走樣的可能性會比身為異性的另一半高出許多。即使老婆變胖的公斤數和自己一樣多，但由於她們的脂肪屬性較好，所以外表可能看起來會比較瘦。」

這樣說來，女人也許會因為身上的脂肪而比男人更長壽。脂肪總算為女性帶來一些好處了！

性別與脂肪分布

性別不只影響人體擁有的脂肪量，也左右脂肪的分布。睪丸素與雌激素在血液中循環，受脂肪組織所支配。當荷爾蒙隨著年齡、懷孕、運動或其他生活因素而改變時，脂肪會因應些變化而調整與分布至不同部位。

雌激素會導致脂肪容易堆積在大腿與臀部，造成許多人都躲不開的西洋梨身材。至於男性則因為睪丸素傾向將脂肪累積在腹部，而形成典型的中廣身材。基因也影響人體與荷爾蒙的作用，進而引發不同部位的脂肪。

性荷爾蒙對於脂肪的影響極其強大，以致男性注射雌激素後，即使攝取的熱量與之前不變，體脂肪仍會增加。進行變性手術的男性就是很好的例子。手術後，他們的大腿與臀部脂肪會增多，就跟女性一樣。相反地，欲變性的女性也須服用男性荷爾蒙以減少下半身的脂肪並增加腹部脂肪。即使荷爾蒙含量僅有一丁點變化，也會對脂肪造成重大影響。

不過，以下關於荷爾蒙的事實或許能讓女性略微感到安慰。男性的內臟脂肪比起女性下半身的皮下脂肪，對健康的危害比較大，因為胃壁下方的脂肪可能會包覆肝臟、消化道及其他器官，並且損害其功能，此外也容易引起發炎。而女性的皮下脂肪單純只會造成……肥胖。

女性年紀增長的同時，雌激素會下降。但如果你認為這樣可擺脫變胖的命運，那就錯了。女性在更年期間會比之前增加更多脂肪，連好發於男性的腹部脂肪也不例外。她們的腹部會逐漸凸出，且具有更多危險的內臟脂肪，原本的梨型身材會變成綜合西洋梨與蘋果的體型。這聽來也許難以置信，但事實顯然不假。一項研究顯示，停經後婦女的腹部（內臟）脂肪比尚未進入更年期的婦女還多了近五成。實際上，女性儲存脂肪的身體機制在停經後效率更高，代表她們消耗的脂肪較少，卻存了較多的脂肪。其部分是因為脂肪組織會分泌雌激素，這也說明了為何身體會在停經後死抓著脂肪不放。至於男性，年歲漸長的同時，體內的脂肪也會如同女性一般改變分布的位置，多餘的脂肪不只會堆積在腹部，也會出現在下背與脖頸處。

上了年紀的男性容易有肥厚的下巴與脖子，多少也還了註定飽受脂肪糾纏的女性一點公道。

相信你看到這裡，也許不會再對女人比男人更難減重的事實感到意外。女性吃得比男性少，局部脂肪卻增加得比較多。為了減去相同的體重，她們必須比男性少攝取更多的熱量。那些與體重纏鬥多年、不斷忍受周遭男性放縱大吃的女性，應該早已習慣了這種生活。

為了與男性一樣身材精實，女性必須付出哪些代價？

當然，並不是每個女人都甘於接受脂肪如影隨形的命運，有些人決定採取極端手段，例如雪莉．溫斯洛（Sherry Winslow）。雪莉擁有苗條又骨感的身材，容貌姣好，留著一頭及肩金髮。她參加一項熟齡女子的健美比賽。參賽者的年齡從三十至四十歲不等，平均體脂肪介於百分之二十五至三十一，而勤於健身的雪莉以約為百分之十五的體脂肪傲視群雌。她是如何辦到的？

事業正值顛峰的時期，雪莉每天健身三小時，一週六天，還以一週二百美元的薪水聘請私人教練監督進行一系列的高難度訓練。她將健身時間安排為每週一、三、五的早上五點半以及二、四、六晚上，好讓自己在工作日也能運動。日常健身的項目包含一小時有氧運動與九十分鐘的密集舉重，涵蓋核心肌群鍛鍊、彎舉、深蹲、仰臥推舉、肩上推舉與坐式蹬腿。在教練的嚴格要求下，她總是持續訓練直到肌肉無力，每堂課都汗流浹背、筋疲力竭。儘管如此，她看著自己的肌肉一天比一天更強壯，感到興奮又期待。

為了讓肌肉更明顯以贏得健美比賽，雪莉必須將體脂肪減至極低。同時，她也得養成大量肌肉，因此她得攝取適量養分以供肌肉生長，但也必須控制熱量以免累積脂肪。規劃飲食占據了她生活極大部分。

經過一天數小時的辛勤健身與工作，雪莉會在晚上逛街與下廚來放鬆身心。通常她會煮幾塊魚排或瘦肉、糙米與水煮蔬菜，把飯菜分裝至五個容器，作為隔天定時少量多餐的食物。她餐餐都控制自己不要過飽，以免多餘熱量轉變成脂肪。此外，自己下廚也讓她得以吃得健康，沒有一般調理食品包含的多餘油脂、重口味醬料或有害成分。她也會在清淡的飲食中加一點營養補充品、高蛋白飲料與維生素，確保身體獲得所有健康的必要營養。這種養生法實行不易，但晚上回家對著鏡子看著結實的肌肉，讓她覺得一切辛苦都是值得的。

歷經一年的密集健身，雪莉將體脂降到百分之十四，已準備好上場比賽。為了展現最完美的一面，她買了仿曬劑、花俏閃亮的比基尼、十一公分的高跟鞋與身體乳液。正式比賽那天，她上了舞台直發抖。穿著暴露在座無虛席的觀眾台前展現身材著實令人緊張，但走秀到一半時，她開始覺得興奮。「那時我發現這其實很好玩，因為我已經做了所有努力，現在只要擺擺姿勢、微笑、盡情表現，剩下的交給評審就好。」結果，雪莉先是贏了分組比賽，最後還獲得總冠軍。她說：「我得到滿滿的成就感，感覺就像完成了一件任務！」

如今，雪莉已從健美界退休，定居美國聖地牙哥，從事私人教練與營養顧問工作。一般她不會建議客戶採取自己過去的訓練計畫，而是根據他們的生活與身體狀況，一同尋找合適的體重控制策略。「設定實際目標非常重要。某些人體質就是比較容易擺脫脂肪。你應該先了解自己的體質，再來設定期望和健身計畫。」雪莉也承認，一個女人要健身到體脂只剩百分之十四得耗費極大心力與意志。她的女性客戶應該感到慶幸，好險她沒有拿相同的標準來要求她們！

男人這樣想，女人那樣想

上天讓女人擁有比男人還多的脂肪，但這是否代表她們必然會過重呢？當然不是。不過，這意味著在熱量的攝取上，女人無法享受與男人同等的額度，或許連一半都不到。儘管女性可能無法從節食與運動得到與男人相同的成果，但了解背後的原因將有助於維持飲食，並始終懷抱瘦身的信心。

除了男女的生理差異之外，心理傾向也有影響。許多減重的人提及他們觀察到男人與女人態度的不同。雪莉說：「男性客戶為了達到減重成果，使用的手段會比女性客戶激烈許多。他們通常會和朋友打賭，或把減重當作與自己的比賽。他們會來找我健身，大多是因為想要有更出色的運動表現，或是為了與別人較勁。比起男人，女人每天面臨的挑戰可多了。我有很多女性客戶是家庭主婦，什麼事都把家人擺第一。她們整天與食物為伍，煮孩子愛吃的菜，陪他們一起吃飯，買的也是家人想吃的東西。我認為女人應該要為自己保留一點空間，做自己想做的事。」的確，保持身材有時是需要自私一點。

雪莉還注意到男人與女人另一個分歧點：女人容易跟自己過不去。「如果女人不小心在一個環節上出了錯，其他事也會跟著不對勁。只要發生一個錯誤，她們似乎比男人更容易放棄，然後乾脆打消瘦身的念頭。相比之下，男性客戶就比較大而化之。他們可能前一晚喝了啤酒也不會覺得罪惡，還是能回過頭來繼續健身。」不過雪莉也指出，建議與鼓勵可幫助女性客戶持之以恆。

這些看法言之有理。一項針對五十四名女子的研究顯示，長期減重失敗的最大因素是兩極化的思考方式，意即女人傾向認為凡事非黑即白，沒有模糊地帶，譬如「如果我成績沒有拿到A，就表示自己很失敗」。抱持兩極化思考的減重者會想著「我壞了原則，吃了冰淇淋。既然節食計畫失敗，我好像也沒有理由再堅持下去了」，而不是「我吃了冰淇淋，沒關係，節食計畫還是可以繼續進行」。

秉持二分法思維的人較容易對自己不滿意，認為自己不可能成功減重。如此負面的態度會加大減重的阻礙，造成半途而廢的下場。根據研究，減重後又復胖的女性特別會出現這種想法，如此不僅不利於體重管理，也會導致沮喪、飲食障礙與壓力問題。

詹森醫師表示：「就我的看診經驗，與女性病患討論飲食會遇到比較私人且情緒化的問題。對男性病患來說，如果吃太多，就是吃太多而已。他們會說：『醫生，因為它太好吃了，所以我就多吃了一點。』對女性而言，不小心吃太多背後有很多因素，像是尋求慰藉、紓壓與其他可從食物中獲得的撫慰，這些都是男性無法理解的。」他為了研究這個問題，請教行為專家的意見，進而了解到認知重建可幫助女性從食物以外的事物得到慰藉。「行為療法對於治療女性病患非常關鍵，對於男性病患就不見得必要。遇到問題較嚴重的女性病患，我會建議她們去找行為治療師諮詢，找出貪吃所傳遞的訊息，希望有助於她們停止利用食物作為宣洩工具。這種方式對於她們的減重進展可以很快發揮成效。」

有意義的目標也是決定女性減重者成敗的關鍵。如果你希望能再穿上高中時期的比基尼，這樣的目標並不實際，也沒必要。如萊貝爾與羅森巴姆的研究所提出（詳見第五章），我們的身體會隨著年齡改變，一旦你的體重增加，就有可能永遠扭轉脂肪代謝的機制。選擇較容易達成的目標也是一種逐步成功的方式，可幫助女性在減重的道路上堅持不懈。

談到設定有意義的目標，雪莉表示：「許多女性客戶健身是為了老公，或是希望比朋友看起來的狀態更好。這些都不應是健身的目的。她們必須為自己而運動。假如你的目標是『讓自己變得更健康』，就會更有動力持續健身計畫。」的確，為了促進健康而減重是持續節食最有力的動機之一（將在第十一章詳述）。

話雖如此，女人們真的應該偶爾放鬆一下喘口氣。詹森說：「經常有女性患者對我說：『我和先生同樣都在節食，他減了九公斤，我卻只瘦了他的一半。怎麼會這樣？』」對此，他會鼓勵病患轉而設定較為實際的目標。「女性比男性擁有更多優質脂肪，有助於將血液中的脂肪通通清除乾淨。如果你的體重不算過胖，ＢＭＩ值也沒有超出標準多少，其實不必為了他人觀感而堅持瘦到特定數值。健康才是最重要的。」

婚禮過後，展望未來

邁向婚禮的這一年來，瑪莎嘗試節食與多運動，但腰間贅肉依然不動如山。似乎不論她多努力控制飲食，即便只是偶爾睡前吃個冰淇淋，體重又會迅速回升。如此掙扎一年只瘦了兩公斤讓她心灰意冷，最後訂了一套比之前夢寐以求的尺寸大了兩號的婚紗。到了婚禮當天，她穿著禮服步上紅毯。新郎湯姆站在最前方，看著新娘與當年認識的模樣如出一轍。是的，這就是他深愛的瑪莎，他一點也不在乎另一半是瘦是胖。結婚十五年，回想起那段日子，瑪莎不禁會心一笑。曾經纖瘦的湯姆現在有了啤酒肚，還有一點雙下巴。

9 脂肪懂得傾聽

亞莉安娜．格林（Ariana Green）年屆四十五，住在舊金山，是個野心勃勃的房地產經紀人。她剛入行不久，一週七天都辛勤打拚，急欲打響名號與開發客戶，順利熬過開創事業的陣痛期後，業績蒸蒸日上。她同時也是位面容姣好的女性，不只身材高䠷，還有著金髮碧眼與深邃輪廓。如此出色的外貌遺傳自曾是時尚模特兒的母親，為她帶來許多優勢。

隨著年齡步入四十後段，亞莉安娜的身材逐漸發福。起初，她以為是新工作的壓力與被迫養成的暴食習慣所致，後來膝蓋居然開始因為負荷過重而疼痛。過去她總是輕輕鬆鬆就能瘦身，但這次情況可不同。不知從哪冒出的脂肪似乎就這麼住了下來。她穿不下舊衣服，只能換更大的尺寸，同樣的戲碼半年後又會再度上演。她從未經歷過這種迅速發胖的情況，感到鬱悶又困惑。五十歲那年，她無意間翻出一張以前自己到墨西哥坎昆海邊遊玩所拍的照片，大為震驚。

她說：「現在的我好胖。原來我已經胖到這個地步了。」

在另一個國度中，麥克・漢森（Mike Hanson）也有著與亞莉安娜一樣的體重困擾。他是名四十八歲的澳洲軟體工程師，工作繁忙，經常需要到北加州與中國出差。賣力工作對他早已是家常便飯，讓他多年來面對矽谷頂尖人才的競爭，依然能站穩腳步。但如今邁入中年，一切都變得不一樣了。他的腰部多了一圈肥肉，體能也明顯不如以往。排山倒海的工作已讓他喘不過氣來，更糟的是妻子還在他五十歲那年提離婚。這宛如壓垮駱駝的最後一根稻草，令他瞬間意志消沉、鬱鬱寡歡，身上的脂肪更是一發不可收拾。

麥克與亞莉安娜到底犯了什麼錯，使得身材不停走樣？其實他們什麼也沒做，只是老了。人隨著年紀漸長，荷爾蒙會減少，身體各方面也會產生變化，其中令人沮喪的是，脂肪也變得容易堆積且難以擺脫。最糟的是，它們開始出現在我們從來不須擔心的部位。

年齡不同，脂肪也不同

隨著身體年齡不同，脂肪承擔的責任也不同。人年紀越小，身上的脂肪越守規矩。

我們還在襁褓時，體內脂肪大多是可燃燒熱量及產熱的棕色脂肪。在這個階段，脂肪的主要功用是維持胎兒從子宮進入未知世界之際的體溫與安全。嬰兒比其他年齡的人具有更多且組成更良好的棕色脂肪，而這些脂肪也可作為防止外傷的緩衝。我們逐漸長大後，棕色脂肪的比例會慢慢減少，白色脂肪則會開始增多。

人體進入青春期，脂肪的功能會再度變化，在性徵的發展上扮演關鍵角色。它可向大腦傳遞身體具備足夠營養以繁衍後代的訊息，藉此啟動青春期。若沒有適量的體脂肪，性發育的時間就會延遲。如第三章所討論的，脂肪影響人體發育的方式之一是分泌瘦素（有助催動月經來潮），另一種方式則是產生對發育舉足輕重的雌激素。當女孩發育到一定程度、具有生育能力時，就會開始堆積脂肪，形成比男生還高的體脂比例。

一旦進入生育年齡，女性會出現繼青春期後的第二波嬰兒肥，產生懷孕所需的脂肪與雌激素。不過，處於此階段的女性必須注意脂肪量，過猶不及都不好。女人懷孕後仍會持續累積脂肪，部分作為哺乳之用，因此脂肪也有孕育後代的功能。

在生育階段，人體的脂肪看似沒有問題。到了中年，風雲變色，在此之前不虞匱乏的雌激素、雄激素與黃體素等三種荷爾蒙開始消退，體脂肪也會瞬間變得難以對付。當然，這絕非巧合。脂肪開始從人見人愛的部位轉移至別處，淪為除之而後快的多餘油脂，在男性身上會堆積於肚子、下背與脖子，在女性身上，除了腹部之外，也會蓄積於大腿、屁股與胸部。

人到了一定的年紀，脂肪量會達到高峰。通常我們活到五、六十歲，會發現體重不停上升。許多從小纖瘦的人頓時得與脂肪拔河，不禁產生疑惑：「發生了什麼事？」

脂肪可以接收訊息

我們已經知道脂肪會說話（如第二章所述），會透過瘦素等化學物質向大腦、骨骼與生殖系統傳送訊息。脂肪會說話，同樣也能接收外來的訊息。事實上，在科學家發現脂肪會說話的數十年前，早已有人注意到它還能接收信號的不凡特性。

一九六九年，美國國家衛生研究院的佩德羅．夸特雷卡薩斯（Pedro Cuatrecasas）教授進行結合脂肪細胞與胰島素的實驗，發現胰島素會改變脂肪細胞的作用，使得細胞更能將葡萄糖轉變成脂肪。

夸特雷卡薩斯進一步探究胰島素，推斷脂肪細胞的表面具有專門接收胰島素的受體。一旦受體吸附胰島素，脂肪細胞便會轉而製造更多脂肪。受體如同細胞表面的「耳朵」，可接收身體所發出的訊息，作為雙向溝通的媒介。脂肪向身體傳遞訊息（如第二章與第四章所述，發送瘦素與脂聯素等荷爾蒙），身體回應脂肪（向脂肪傳送荷爾蒙）。這些「耳朵」作為脂肪細胞的胰島素受體，能「察覺」細胞表面的胰島素（由胰臟分泌），並示意脂肪細胞吸收更多葡萄糖與生成更多脂肪。

不久，科學界陸續發現脂肪細胞還具有其他受體。密蘇里大學醫學院的湯瑪士・伯恩斯（Thomas Burns）教授與研究團隊發現一種可與腎上腺素結合的受體。腎上腺素會示意脂肪細胞釋出脂肪、提供熱量。假如你看到一頭熊，腎上腺素會告訴體內的脂肪：「別再儲存能量了，現在就用掉它！快跑啊！」脂肪收到信號後便會開始釋放自由脂肪酸，供身體製造能量。

數十年後，學界進一步發現脂肪對人體最強大的荷爾蒙也具有受體，如甲狀腺荷爾蒙、成長激素、雌激素、雄激素及黃體素。這些荷爾蒙會在適當時機指示脂肪為身體提供能量。

我們在年輕時擁有充沛的荷爾蒙。它們保護人體組織、啟動生殖系統及維持能量與代謝。多虧了它們，年輕人才能快速減重，輕鬆維持身材。步入中年，人體的生殖系統不再運作，以生物學的角度而言等於老而無用，因此大部分的荷爾蒙分泌會減少，也就是要求脂肪分解的訊息強度會減弱。受到荷爾蒙訊息變化所影響，身體燃燒的脂肪細胞會變少，也必然走向變胖的命運。

在此同時，另一種荷爾蒙——皮脂醇——也會隨壓力與年齡增加。皮脂醇由腎上腺因應壓力而分泌，會造成腹部脂肪堆積。種種荷爾蒙的變化均使脂肪更容易生成，而我們就這樣眼睜睜地看著一切發生。即使我們現在的食量可能沒有年輕時那麼大，脂肪卻更容易找上身。

停經婦女的發胖情形特別明顯。由於卵巢不再排卵，分泌的雌激素、黃體素與雄激素等性荷爾蒙減少，因此荷爾蒙濃度會快速下降。雌激素減退會引發食慾、降低脂肪燃燒及引發腹部脂肪堆積，還會出現熱潮紅與體力衰退的症狀。此外，卵巢減少雌激素分泌後，身體會更仰賴脂肪來製造荷爾蒙。因此，脂肪成為停經後婦女獲取雌激素的主要來源。某些研究推論，這種依賴作用是女性比男性更難減肥的其中一項原因。

除了雌激素之外，黃體素的濃度也會大幅減退，造成黃體素與雌激素之間的比例改變，誘發雌激素過多症（estrogen dominance），進而導致易怒、沮喪、睡眠障礙、水腫、食慾旺盛及嗜糖等症狀。這些症狀與月經來潮前的症狀類似，不同的是它們不會消退，而會延續數年之久。

對於男女都至關重要的雄激素也會下降，致使淨體重與消耗的能量減少，最後減緩新陳代謝速度。雖然一般人都以為雄激素就是男性荷爾蒙，但其實它對於女性日常的影響力更勝雌激素，更年期或停經後更是不在話下。

強化對脂肪發出的信號

亞莉安娜之所以迅速發胖，正是中年的荷爾蒙轉變所致。回憶過去，她說：「我一直都很苗條，可能有時會胖個五、六公斤，但只要稍微控制飲食就能瘦回來。現在，我變得越來越胖，體重增加的速度很快。」

亞莉安娜發胖有部分原因可歸咎於工時長與運動量不足。不良生活習慣與荷爾蒙轉變相互結合，形成了排山倒海的效應。她說：「到了五十歲，我無預警地開始變胖，情緒也很不穩定。我不知道自己怎麼了。」

日益肥胖讓亞莉安娜茫然無措，只能繼續衝刺事業，默默忍受身體的詭異變化。她原以為自己已在工作和生活中取得平衡，卻在看到舊時泳裝照的那一刻瞬間崩潰。

這些年她胖了快五十公斤，現在已達一百四十三公斤。她曾透過各種節食計畫瘦了

八、九公斤，但減掉的體重總是會慢慢回來。那張照片讓她意識到自己必須做出改變。身為一個美貌總是為人稱羨的女人，她從未有過自信如此低落的時刻。

儘管如此，亞莉安娜仍然不知所措，只能展開一項又一項註定失敗的節食計畫。有個朋友建議她考慮生物同質性荷爾蒙治療，補充與人體荷爾蒙結構相同的合成荷爾蒙。這個方法聽起來很極端，但此刻的她什麼都願意嘗試。

亞莉安娜請醫生為她做檢查。飽受更年期症狀所苦的她說：「醫生說我體內的荷爾蒙幾乎都流失了，所以會出現變胖、情緒失調、憂鬱、困惑和疲勞等症狀很正常。之前我一度以為自己得了精神病。」

這時她才了解，對抗肥胖是個艱困的挑戰。體重控制無法一蹴可幾，而是需要每天上緊發條長期抗戰。「醫生表示，我接下來的生活都必須面對這個問題。第一次有人對我這麼說，讓我非常驚訝。」

她決定嘗試荷爾蒙補充療法（hormone replacement therapy, HRT）。一開始她先補充可抑制食慾與雕塑身材的促性腺激素（gonadotropin），減重成效顯著，一個月就瘦了七到九公斤。很快地，她又採取其他荷爾蒙補充療法，包含甲狀腺荷爾蒙、黃體素、雄激素、成長激素與雌激素。醫師為她調配結合各種荷爾蒙的藥劑，將她體內的荷爾蒙提升至年輕時的濃度。

透過這項療法，亞莉安娜順利治癒食慾亢進的症狀，新陳代謝變好、精神穩定，也能確實執行節食與運動計畫。她瘦了四十五公斤，回到原來的體重。荷爾蒙的威力可見一斑。她在受訪時表示：「現在我距離減重目標只差十四公斤了。荷爾蒙補充療法並非永久之道，但至少現在對我非常有效。」

某些更年期婦女認為化學藥物可能是自己的救星，試著服用避孕藥來緩解荷爾蒙銳減引起的症狀。在聖喬治臨床醫學院鑽研新陳代謝的安東尼．歐沙利文教授曾比較經皮補充雌激素（利用貼片輸送雌激素）與服用雌激素藥丸兩種方式的效用，發現服用藥丸的女性比使用貼片者具有更多脂肪，飯後消耗的脂肪較少，在實驗期間也胖了近兩公斤。結果似乎指向雌激素經由口服後會被腸胃吸收、經肝臟處理後再度流入血液。因此，身體會產生性激素結合球蛋白（sex hormone binding globulin, SHBG），吸收的不只是多餘的雌激素，也包含血中的雄激素，進而降低兩種激素的含量，最終累積更多脂肪。

不只女性會感受到荷爾蒙的影響，男性也會。之前曾提過，男女的身體均會分泌雄激素與雌激素，只是男性擁有的雄激素含量會比女性來得多。雄激素對於所有人的體重都相當重要，因為它有助於養成與維持肌肉組成，還會燃燒脂肪、提供能量。這種激素會隨著人體老化而減少，降低肌肉量與精神活力，引發更多內臟脂肪堆積。由於脂肪消耗的熱量較肌肉少，因此肌肉一旦萎縮，代謝就會變得更慢。

在男性體內，脂肪與雄激素具有交互作用。雄激素含量低會導致脂肪增加，尤其是腹部脂肪；相反地，脂肪多也會降低雄激素含量，形成一種脂肪生脂肪的惡性循環。一旦陷入其中，就得耗費極大心力才能脫身。

麥克．漢森便曾親身經歷這種惡性循環。他與亞莉安娜的情況一樣，也因為年紀與壓力變得容易發胖。同時，體內的雄激素也隨著老化而減少，使得體重日益增加。他深知自己處於劣勢：「當時我正在服用傳統的抗抑鬱藥，感覺糟透了。吃藥讓我越來越胖，我開始懶得動，心情也很差。」他發現大吃漢堡、薯條比煮一頓健康的晚餐還要輕鬆許多，更別說每天定時運動了。他知道自己必須採取行動，但又缺乏擺脫困境的動力。

朋友建議他去檢查荷爾蒙。後來，一位醫師認為也許可以試著調整體內的雄雌激素，於是麥克開始接受雄激素促進劑與雌激素阻斷劑的治療。他說：「驅使我尋求醫療的主要動力是年屆五十的事實。我的小孩還很小，所以我到七十歲時還是得保持一定的體力。」實行荷爾蒙療法不到八週，麥克的身體狀況有了起色。「我對事物的看法改變了，注意力變得更集中，感覺也更有精神。」雄激素的補充賦予麥克更多活力，讓他更願意運動，下班後也樂於烹煮健康晚餐，而非只是隨便吃個速食。麥克說：「這是良性循環。我一星期上四到五次瑜珈課，養成每天做些簡單體操的習慣，另外也非常注意飲食。」八個月後，他的體重從巔峰時期的九十三公斤瘦到七十三公斤，不必再吃抗抑鬱藥，身體狀態也改善許多。

荷爾蒙療法帶給麥克的另一個驚喜是讓他得以了解女人的感受。他說：「服用雄激素促進劑的那段期間，我心想：『天啊，我看起來真棒，感覺好極了。肌肉變得好結實，我好性感。』但有時早上起來看到鏡中的自己，又會覺得：『天啊，我看起來肥死了。』後來我才知道這是我同時也必須服用雌激素阻斷劑的原因。太多的雌激素讓我覺得自己很胖。我開始明白前妻和女友說覺得自己胖的心情。原來雌激素的力量這麼大！」此刻，麥克才深刻認知荷爾蒙會影響一個人看待自己與別人的態度。當然，這樣的同理心也讓麥克與女友相處更融洽。

雄激素或許是人體最強大的脂肪燃燒器。《新英格蘭醫學期刊》（*New England Journal of Medicine*）發表的研究指出，男性持續十週每週服用六百毫克的雄激素，即使完全不運動，也能比那些未補充任何荷爾蒙的同性增加更多肌肉。實驗的十週期間，這些受試者比每週運動三次但未服用雄激素的男性長出更多肌肉。結果顯示，即便不做任何運動，男性也可以藉由雄激素甩掉脂肪並增長肌肉。就體重控制方面，大量補充雄激素為男人帶來的好處比女人更多。遺憾的是，男女體內的雄激素都會隨著年齡增長而減少。

另一種年紀越大、影響越弱的體重因素則是成長激素。其由腦下垂體所分泌，最為人所知的是對於兒童身高發育的影響，但其實它也與成人肌肉組織生成與脂肪燃燒有關。人體的成長激素減少，就會容易累積脂肪。

人體的甲狀腺荷爾蒙到了晚年也會逐漸衰退，只是影響的程度較輕微。這種由甲狀腺分泌的荷爾蒙會影響新陳代謝與體溫。比起成長激素或性荷爾蒙，它的分泌量減少得比較慢，但對於臨床症狀不明顯的甲狀腺疾病患者而言，控制體重會比一般人更具挑戰性。

荷爾蒙補充療法的未來發展

到了某個年紀，我們真的只能向脂肪舉手投降嗎？那可不一定。調節脂肪的方法很多，其中一種正是前述案例亞莉安娜與麥克採取的荷爾蒙補充療法。

在舊金山從事荷爾蒙補充治療的凱倫·鮑爾（Karron Power）醫師，本身相當健康且充滿活力。她說：「剛進入醫界的那幾年，我發現很多病患都會抱怨一件事。他們越變越胖，經常覺得疲勞不適，下班後精神很差，睡得也不好。他們並沒有真的罹患憂鬱症，但就是做什麼事都提不起勁。我找不到可以幫助他們的方法。我可以開抗抑鬱藥或安眠藥替他們紓解某些症狀，但是找不出根本原因。」

之後，鮑爾醫師踏入新興的抗衰老醫學（antiaging medicine）領域，致力於讓人們活得更長壽、擁有更年輕的外貌與感受，而荷爾蒙補充治療正是其中的療法之一。她解釋：「這就像雞跟蛋的問題。人變老，雄激素與成長激素會減少，因而變胖。體重上升會使這些荷爾蒙更加衰退，於是人就變得更加肥胖。有些醫生告訴病人，如果吃得健康、多運動並減輕體重，雄激素與成長激素就會回升。這有部分是對的，但要讓病患走出荷爾蒙減少與肥胖的惡性循環其實非常困難。因此，我們採取介入的方式補充荷爾蒙。」鮑爾進一步說明，病患補充荷爾蒙後情況開始好轉，體力改善許多，也能持續運動且願意花更多時間調整飲食。荷爾蒙有助於緩解運動後的痠痛並縮短恢復時間，有利維持定期運動。「運動量增加，天然荷爾蒙就會逐漸回升。如果病患保持運動習慣並吃得健康，一旦達到目標體重，通常之後就算不吃藥也能維持體重。」

然而，荷爾蒙補充療法有一定的風險。研究指出，即使是由人體自行分泌的雌激素，也與女性生殖器官的癌症有所關聯，並可能增加血栓的機率。二〇一四年，有鑑於心血管意外事故頻傳，例如許多男性接受荷爾蒙補充治療後心臟病發，美國食品藥物管理局建議民眾不應過度補充雄激素。此外，也有病患注射成長激素後罹患糖尿病。可見，若想尋求荷爾蒙補充治療，必須在具足夠知識的醫師評估利弊後，依照指示進行。

麥克也提醒接受荷爾蒙補充治療的患者：「你會有種可以征服全世界的感受，但你的身體狀態不一定是如此。你感覺自己像三十歲，所以很容易消耗過多體力，但其實你不能像三十歲那樣愛怎麼動就怎麼動。我就曾經肌肉拉傷。因為接受荷爾蒙治療的關係，我誤以為自己有體力背個兩歲小孩吊單槓。恢復體力必須慢慢來，一步步鍛鍊才行。」

目前，醫學界尚未廣泛認可利用荷爾蒙補充療法延遲老化的作法。雖然數十年來許多女性都藉由服用雌激素緩解停經後的不適症狀，但未來仍需更多研究與可信數據才能全面評估荷爾蒙療法的減重利弊。總而言之，荷爾蒙補充療法與減肥藥或減重手術類似，都具有一定的風險與副作用。也許就如鮑爾所說，實行荷爾蒙療法最理想的方式是服用荷爾蒙一段時間，等到不適症狀解除後便停止治療，改回利用正常自然的方式來維持健康。

以自然的方式強化信號

即使不借助醫療，我們也能依循自然的方式增加荷爾蒙分泌量，其中一種即為運動。只要克服肥胖所導致的懶散且一週至少運動三次、每次連續四十五分鐘，就可增加某些荷爾蒙的分泌量。希臘特利斯德謨克利特大學（Democritus University of Thrace）的學者薩瓦斯．托瑪基迪斯（Savvas Tokmakidis）在實驗中讓受試者進行一系列的阻力訓練，一次做八個深蹲與蹬腿，連做四組，並測出他們的雄激素與成長激素在運動後顯著上升。麻州軍事效能部（Military Performance Division）學者布萊德利．寧德爾（Bradley Nindl）與研究團隊也發現，兩小時的有氧運動可大幅提升成長激素，時間可持續二十四小時。

運動也可促使脂肪組織分泌脂聯素，將脂肪從內臟轉移至四肢與臀部。此外還可增進身體對胰島素的敏感性，降低血中葡萄糖與三酸甘油酯。這些荷爾蒙大多都會燃燒脂肪，也會增加肌肉，進而提升代謝率，讓人體即使在靜止時也能消耗更多熱量。

運動的壞處是會加劇飢餓感，引發過度旺盛的食慾。鮑爾醫師建議病患循序漸進：「很多病人會盡其所能努力運動，後來發現運動沒有想像中困難，因而越做越激烈。我會告訴他們放慢腳步。跑步或飛輪等激烈的有氧運動的確可以消耗很多熱量，但也會刺激食慾，造成許多人好不容易減掉熱量，之後又全都吃回來。重量訓練雖然有助於長出對維持體重非常重要的肌肉並提升靜止代謝率，但並沒有減重的功效。我會建議病人每天散步一小時，既可以燃燒多餘熱量，也不會刺激食慾。另外也可以每週做二至三次的中度重量訓練，增加肌肉量。一旦健康有所改善，後續進步就會很快。」

飲食的選擇與分量也會影響荷爾蒙。糖分與脂肪會減少人體的成長激素，這表示吃大量的起士蛋糕或其他油膩甜食不僅會引發更多脂肪生成，也會削弱身體燃燒脂肪的能力。這是脂肪生脂肪的雙重懲罰。戒除高糖分食物有助防止能量驟減，也可避免胰島素吸收血糖後導致飢餓。若想抑制飢餓感，可在輕度運動後補充約十克的蛋白質，或在激烈鍛鍊後攝取二十克蛋白質，另外也可補充大量纖維。

但是，並非任何食物都能增加可燃燒脂肪的荷爾蒙。許多健身人士熱中間歇性斷食法。血糖過低時，身體會分泌燃燒脂肪的荷爾蒙，包含腎上腺素與成長激素，其中後者的高峰出現於晚上與睡眠期間。間歇性斷食可有效減重的部分原因是延長隔夜的空腹時間，讓成長激素分泌的時間變長，促進脂肪的消耗。

針對禁食的時間，一般健身教練會建議女性一天禁食十六個小時（包含睡眠時間），男性為十四個小時。這樣一來，身體可在每天八至十小時間內獲取平衡的營養，並且自傍晚開始禁食來延長分泌成長激素的時間。此外，禁食也有助於增加飢餓素（由腸道製造以引發飢餓的荷爾蒙），進而刺激成長激素。因此，長時間飢餓可確保脂肪流失，但也考驗著人體禁食的能耐。

睡眠充足也有助於減重。研究顯示，睡眠不足會增高飢餓素，並減少發出飽足信號的瘦素。已有研究證實，一天睡不到六小時會增加肥胖風險，也可能降低胰島素敏感度（此現象是糖尿病的前兆）。因此，若沒有充分睡眠，一整天就會容易飢餓，飯後的飽足感也會降低，最終落入可能罹患糖尿病的處境。

遭受塑膠製品危害的案例

干擾荷爾蒙的因素不只限於年齡、飲食不當與失眠，還包含了環境因子。外在環境中，會對人體造成仿雌激素影響的化學物質稱為環境荷爾蒙（Xenoestrogen）。根據鮑爾醫師指出，嘴巴吸入環境荷爾蒙與服用避孕藥具有相同的影響。這些化學物質會先被腸道吸收，再進入肝臟，導致性激素結合球蛋白增加。這種合成荷爾蒙不只會吸收環境荷爾蒙，也可能會消耗體內的雄激素。人體的雄激素一旦減少，變胖的可能性就會提高。

鮑爾說：「目前已知環境中存在大量干擾內分泌系統的因子。如果病患出現雌激素過量阻斷雄激素的徵兆，我會提醒他們注意『4P』，也就是Plastics（塑膠）、Preservatives（防腐劑）、Produce（產品）及Pesticides（殺蟲劑）。塑膠製品通常含有雙酚A（bisphenol A, BPA）與鄰苯二甲酸（phthalates）；化妝品一般都會使用對羥基苯甲酸酯（preservative paraben）；某些植物具有大量天然植物雌激素；非有機產品則可能含有人工的仿雌激素殺蟲劑。我建議以玻璃製品代替塑膠用具，購買不含對羥基苯甲酸酯的產品，多吃有機食物，並控制豆類與亞麻籽的攝取量。」

鮑爾的一名病患便曾受到環境荷爾蒙的危害。傑瑞年屆四十，個性活潑，喜愛滑水與足球等各種活動。他喜歡挑戰自己的腎上腺素，非常熱愛極限運動，像是高空彈跳和跳傘等。有天他注意到肚子長了一些贅肉，覺得奇怪，因為自己的飲食或運動習慣並未改變。為了維持身材，他更加勤於運動，但肚子上那圈肥肉還是屹立不搖。在此同時，傑瑞的心情也起了變化：他對工作的熱情消退，也不再熱中極限運動。

鮑爾醫師為傑瑞進行身體檢查，並且量測荷爾蒙數值。報告顯示，除了一項物質，他的雄激素、成長激素、雌激素與甲狀腺荷爾蒙都在正常範圍。鮑爾說：「他體內的雄激素含量充足，但性激素結合球蛋白非常高，擾亂了雄激素的分泌，因此具有雄激素過低的早期症狀。但除此之外還有其他的因素。」

鮑爾透過問卷與面談了解傑瑞受到哪些環境荷爾蒙影響，最後終於挖掘出真正原因。傑瑞剛新婚，每天都吃太太親手煮的飯菜。她煮完飯後會將熱騰騰的食物放入塑膠容器，再放到冰箱保存。隔天，傑瑞再把食物帶到公司的微波爐加熱食用。鮑爾指出：「塑膠容器遇熱會釋出雙酚 A 及鄰苯二甲酸等環境荷爾蒙，進而汙染食物。這正是造成他體內性激素結合球蛋白升高的元凶。」多餘的性激素結合球蛋白不僅會吸收雌激素，也會消耗血液中的雄激素，導致傑瑞體力下降、體重上升。

鮑爾說：「我請傑瑞改用玻璃容器裝食物，不出幾個月，他的性激素結合球蛋白就減少，雄激素也逐漸回升。其他荷爾蒙數值完全沒變。他的雄激素分泌量也跟之前一樣，但由於他不再使用塑膠製品，雄激素過低的徵兆也消失了。」停止使用塑膠容器，成功幫助傑瑞減掉體重、重拾活力。他恢復運動習慣，重啟消耗熱量的機能，也重回極限運動的舞台。

脂肪增加無可避免

亞莉安娜與麥克的案例都證明了老化會讓身材陷入浩劫，當中最大的挑戰是荷爾蒙銳減。隨著身體老化的程度與日俱增，燃燒脂肪的荷爾蒙逐漸衰退，皮脂醇增加，使得代謝效率與肌肉組織減少，導致精神不濟並加速脂肪堆積，尤其是不利健康的腹部脂肪。除此之外，其他問題也接踵而來。

舉例來說，人體越老化，運動的成效就越微弱。勞倫斯柏克萊國家實驗室（Lawrence Berkeley National Laboratory）的科學家保羅．威廉斯（Paul Williams）蒐集近五千名十八至四十九歲的男性慢跑者資料，發現無論他們跑步的里程數多少，較年長跑者的體重都會增加。研究結束後，威廉斯提出了結論：「中年的腰線擴張可說是一種不可抗力。」就連密集運動的跑者也一樣。他也發現：「有運動習慣的男性比久坐成習的同性來得瘦，不過就算是拚命慢跑的人，也會越來越難維持身材。」儘管如此，他的建議仍給了中年人一絲希望：「根據我們的研究資料，中年人也許可以提高運動量以對抗增加的體重。我們估算若中年時仍想維持先前的體重，每年每週需增加二．二五公里的慢跑里程數。假設你三十歲、每週平均約跑十六公里，如果到四十歲時仍希望穿得下十年前買的燕尾服，應該要增加到每週慢跑三十九公里。」這項發表印證了人的年紀增長，身體的脂肪也會變得更難以消除。

脂肪能夠接收來自身體的訊息，並以其道還治其身。有些訊息示意脂肪大肆擴張，有些則暗示它縮減勢力範圍。荷爾蒙向脂肪傳送強大信號，左右了人體脂肪的含量與分布部位。到了中年，人會因身體的機制變化而開始流失荷爾蒙並累積脂肪，進而改變脂肪的分布。

然而，中年發福有個好處，就是增多的脂肪可以抵禦疾病帶來的死亡風險。第三章曾提及的肥胖悖論指出，就某些與年齡相關的疾病而言，過多的脂肪實際上有助於降低某些疾病的死亡率，例如糖尿病、心臟病及中風等病患，若是體重過重，死亡率會比其他同類患者還要低。其中的明確原因仍然不明，但也隱約透露了中年發胖是自然界為了幫助人類延緩死亡而刻意安排的可能性。

中年時期增加的脂肪不會永久駐留。令人意外地，一旦到了七十幾歲，脂肪反而會逐漸流失。人體日漸老化，脂肪細胞會越趨萎縮，保存的脂肪量也不如以往。雖然此階段脂肪的減少似乎拯救我們脫離發胖的深淵，但由於脂肪組織儲存脂肪的功能衰退，脂肪細胞釋出的脂肪分子也會被迫流入循環系統，順著血液進入骨髓、肝臟、腹腔與肌肉組織等不適當的部位。這些「異位」脂肪會誘發許多健康問題，譬如骨骼脆弱、肌力減低及糖尿病風險提高。

這麼說來，我們到了老年一定難逃肥胖與代謝疾病的宿命嗎？不，我們可以訴諸某些方式來管理脂肪。如果想有效控制體重，就必須多運動、吃得健康和睡得飽。但即使做到了這些事，邁入中年也將需要投入比年輕時更多的努力與自制力才能維持身材。幸好對多數人而言，年紀越大，也代表擁有更豐富的智慧與更長遠的眼光，例如有人會理解其實多一些脂肪對健康並沒有太大影響。總歸一句話，健康至上。如果我們可以克服人與生俱來的挑戰，身上的脂肪就會乖乖聽話。

第 3 部

那麼，解決之道是？

10 控制脂肪的第一步：你可以怎麼做

先前我們已經介紹過許多脂肪的相關知識，包含它是什麼、重要性為何、賴以維生的武器有哪些、會以哪些不尋常的方式繁殖，以及為何在不同人身上會有不同的組成等等。脂肪真是個複雜難解的物質。我們對它總是懷有敵意，殊不知它是極其重要的器官，對於身體的影響力遠超乎我們想像。脂肪盡其所能地配合我們的需求；相反地，我們也必須悉心照料它，就像保養其他器官一樣。現在我們對脂肪已有深切認識，接下來該怎麼做呢？我們該如何減少有礙健康的內臟脂肪，並且保持適量有益健康的脂肪？

由前述章節可知，以上問題的答案因人而異。依據年齡、性別、基因、體內微生物與飲食習慣，控制脂肪對你來說可能輕而易舉，也可能難如登天。減脂的難易度會因每個人的生物組成而有天壤之別。例如，特定的基因變異會引發人體對高熱量食物的強烈慾望，並製造更多的白色脂肪細胞而非棕色脂肪細胞（詳見第七章）；如果你曾經變胖又減重，即使已是好幾年前的事，但現在比起周遭身材苗條、從未減過肥的同事，仍可能有著比較慢的代謝率和較旺盛的食慾（詳見第五章）；年紀與荷爾蒙變化也會影響食量及維持身材所需的運動量（詳見第九章）；生活中感染的微生物也會以出乎意料的方式左右你的體重（見第六章）；而如果你是個女人……與脂肪之間的牽扯，可是千言萬語也說不清呀（見第八章）！

即便是吃塊鬆餅如此微不足道的行為，對生物組成不同的每個人都會造成截然不同的後果。以色列魏茲曼科學學院（Weizmann Institute of Science）的埃蘭・西格爾（Eran Segal）教授徵求八百名自願參加實驗的受試者，研究他們吃下各種食物後的血糖變化，發現特定食物會導致某些人血糖驟升，對其他人卻不然。高血糖會刺激胰島素分泌，最終造成身體儲存更多脂肪。西格爾設計了一套演算法，將受試者的基因、細菌及近期飲食納入考量，以預測何種食物會致使血糖激升。某些食物的測試結果令人意外。有些受試者吃了適量的巧克力或冰淇淋後血糖急升，但其他受試者卻沒有出現同樣情況。這項研究凸顯了節食計畫因人而異的必要性。

關於節食計畫，除了嘴巴吃進的食物，心理狀態與生活習慣也相當重要。一個人能忍受的，也許另一個人完全無法接受。舉例來說，有些人在飲食上制定林林總總的規則，明定哪些成分是拒絕往來戶、哪些食物必須在何時攝取多少分量。如果你有時間採買、下廚並擬定詳盡的飲食計畫，這種方式可能管用；但假如你工作繁忙或有小孩得照顧，那還是算了吧！多數人需要的是簡單、有效且食物容易取得的節食計畫。我有些健身的朋友每天運動兩小時、每天實行五到七次少量多餐，而且完全不碰甜食（真是難以想像！）。如此的方式也許適用於健身愛好者或自由工作者，但對我這種得同時兼顧全職工作與兒女的上班族，簡直是天方夜譚。我不想成天在辦公室裡吃吃喝喝、渾身散發著食物的氣味，但也不可能每天擠出兩小時好好運動。因此，一天騰出四十五分鐘運動會是比較可行的作法。

其實有許多立意良善的節食方案可供減重者選擇，但若不能持之以恆，就不會有成效。你必須根據自身的生理、心理與社交狀況來制定專屬的節食計畫。一味盲從他人的計畫可能只會使你變得更胖，也會帶你走向更悲慘的處境。不要被輕鬆減重的催眠口號所誘惑。市面上的減肥書籍、雜誌及電視節目不斷灌輸減重很容易的觀念，如果你只是按表操課，可能會使自己陷入災難。你應該時時留意身體對食物與運動的反應，並據以調整。畢竟，你才是最了解自己的人。

經過充分研究並適用於許多人的減重方法「確實」存在。無論脂肪透過哪些高超手段自我繁殖，總會有因應的方法。一旦徹底了解脂肪，就能掌控它。第三部的每一章最後均針對一般人瘦身易犯的錯誤提供解套方案，其中某些策略更可讓你免除不必要的挑戰。接下來的內容將一一歸納這些實用的減重方式。

透過運動對抗基因、荷爾蒙與老化

第二部幾乎所有章節均提及運動有助減少脂肪與常保年輕。如布沙爾所提（詳見第七章），某些人受基因遺傳影響，運動成效會比他人明顯，但目前運動仍是控制人體代謝與體重最有力的手段，一定強度的運動甚至可以扭轉某些基因易致脂肪的傾向。

肌肉受到鍛鍊時會向身體發送需要更多體力的信號，而身體會做出回應，將能量從脂肪等組織導向骨骼與肌肉。激烈的活動可促進肌肉形成、燃燒更多熱量，迫使脂肪與其他生長中的組織爭奪養分。

這正是第四章所述的相撲選手的情況。他們為了增重而大量進食，但只要保持運動，仍可維持健康。還記得第五章曾提到進行抽脂手術的那些病患嗎？他們抽除了臀部脂肪，但腹部反而長出更多脂肪，而定期運動的病患則沒有出現這種情況。如果我們經常久坐不動，內臟周圍就會累積脂肪而危害健康。這時，運動便可幫助人體重新引導脂肪進入皮下脂肪層。

運動也可促進脂聯素、成長激素、腎上腺素與雄激素分泌，這些激素均可將脂肪轉變為能量，驅使脂肪從內臟部位轉移至皮下部位（見第九章）。此外，運動還能提高身體對胰島素的敏感度，意即肌肉與脂肪細胞會從血液中吸收更多脂肪與葡萄糖，防止它們滯留在循環系統中而傷害其他器官。活動量增多的同時，瘦素的敏感度也會上升，進而提升代謝率。

一旦建立持續運動的習慣，身體便會開始產生永久性的變化，到最後還能支配基因增長肌肉與燃燒脂肪的傾向。這樣一來，由於肌肉比脂肪燃燒更多脂肪，靜止代謝率也會提升。當我們到了逐漸老化、荷爾蒙減少的年紀，也能藉由運動來促進分泌主要荷爾蒙與形成健康脂肪。還有研究指出，運動甚至可減少老年疾病的發生率，如老人痴呆與骨質疏鬆。另一項令人意外的好處則是有利棕色脂肪生成。如第一章所述，這種脂肪會燃燒而非儲存熱量。

美國國家體重控制登記中心（National Weight Control Registry，稍後將詳述）追蹤超過四千名減重經驗豐富的民眾，歸納出運動是讓他們成功維持體重而不復胖的必要因素。該中心的資料顯示，僅有一成民眾單靠降低飲食熱量就成功減重，其他則是節食與運動雙管齊下才得以維持體重。

在美國塔夫斯大學經營減重診所有成的丹辛傑教授（見第四章）表示：「促成減重的主因是改變飲食以減少熱量的攝取，這占了八成，剩下兩成要靠運動。如果病患不運動，我也許可以迅速幫他們達成減重目標，但卻少了穩紮穩打的鍛鍊過程。他們或許能在療程只進行三分之二時就解除所有糖尿病症狀，但若少了運動的介入，通常都無法成功減重。」

運動為減重者帶來的挑戰在於飢餓感劇增引起的過度飲食。丹辛傑教授建議大家在運動前先做好飲食控制：「理論上，運動後如果吃太多，健身的效果就會全部抵銷。若能掌握飲食，就可逐步提升運動量，最終便可達到一週七小時、其中三分之二的時間進行心肺訓練的目標。」

同樣地，鮑爾醫師也鼓勵病患從散步做起，因為這可幫助他們養成運動習慣，且能逐漸增加距離與時間。萬一強烈飢餓感再度來襲，可以稍微降低運動強度，直到習慣為止。

高強度間歇訓練

不運動的理由有千千萬萬個。除了飢腸轆轆的感覺不好受之外，沒有時間也是常見的原因，但現在這已不再是個藉口了，因為高強度間歇訓練（high intensity interval training, HIIT）可幫助你在短時間內達到劇烈運動的效果，譬如在二十分鐘的跑步過程中，實行連續四次三十秒快跑緊接著三十秒低強度的慢跑；或是在四分鐘內輪替進行二十秒的高強度與低強度訓練，連做八個循環。高強度間歇訓練與慢跑等傳統運動具有相同益處，唯獨需要的時間較少。此外也有研究顯示，這種訓練方式會比穩定狀態的運動燃燒更多脂肪。其中的玄機為何？其實，差別只在高強度間歇訓練需要更多體力，因此你必須有揮汗如雨的心理準備。

如果你自認不適合高強度間歇訓練，也無須擔心。即使是在家附近散步或在院子裡做點簡單的運動，也會比什麼都不做還能減去更多的體重。

每天運動四十五分鐘

無論你從節食初期就實行運動，還是到了後期才開始鍛鍊，擁有健康的脂肪組成才是最重要的。只要每天至少運動四十五分鐘，其中包含三十分鐘的心肺訓練與至少十五分鐘的強度訓練，健康就會有所進展。運動可減少有害脂肪，增加有益的脂肪。即使你練不成六塊肌，只要活動量夠大，至少也能擁有健康的脂肪組成。

為了荷爾蒙著想，你要吃得巧！

人體消化食物的機制會受到基因、性別、種族、年齡、荷爾蒙與微生物組成的影響而各有所異。你可能跟伐木工人一樣食量大得嚇人，也可能如同修道士一般對食物清心寡慾。

我們無法控制自己的年齡、性別或種族，但根據研究顯示，人體可以透過飲食來影響荷爾蒙，進而操控脂肪。相信大家看到這裡，對於胰島素、瘦素、飢餓素、脂聯素、雌激素、雄激素及甲狀腺素等荷爾蒙如何影響體重已不陌生。人體就像精密的溝通系統，而荷爾蒙則是主要成員。

其中，我們應該特別注意胰島素。飲食過量與碳水化合物攝取過多，都會誘發胰島素分泌，促使血液中的養分轉換成脂肪。雖然某些人吃進大量碳水化合物不會胖，但其他人可就沒這麼幸運了。調節胰島素的最佳方式是控制精緻醣類的攝取量，並且多補充蛋白質、脂肪與纖維。以蛋白質取代醣類有助抑制飢餓感，多吃生菜也可提升飽足感、刺激腸胃裡的牽張感受器（stretch receptor）。牽張感受器一旦啟動，最終便可降低飢餓素。進食中或餐與餐之間喝清湯也能提升飽足感，並刺激感受器。

瘦素也是另一種值得關注的荷爾蒙。相較於引起食慾的飢餓素，它可激發飽足感。我們流失脂肪時，瘦素會下降，飢餓感會上升（見第五章）。此外也有研究顯示高糖飲食會增加身體對瘦素的抗性，若想避免這種情形，應該盡可能戒除高糖分食物，尤其是內含玉米糖漿的食物。獲得充足睡眠也可提升瘦素的分泌量，並維持低量的飢餓素（見第九章）。

間歇性斷食

儘管飢餓的感覺並不好受，但已有許多人藉由間歇性斷食成功甩油，尤其是難纏的脂肪。斷食不僅減少熱量的攝取，也刺激脂肪燃燒荷爾蒙的分泌，包含腎上腺素與成長激素。夜晚與睡眠期是人體分泌成長激素的主要時間。偶爾斷食之所以對減重如此有效，是因為這種作法延長了禁食與成長激素分泌的時間，因而促進脂肪燃燒。此外，飢餓素也會提升成長激素含量。因此，如果你耐得住餓，忍受的時間越長，消耗的脂肪就越多。

如前一章所提，一般建議一天的斷食時間為女性十六小時，男性十四小時。將每天進食的時間控制在八至十小時，就可讓斷食的時間從傍晚持續至整個晚上。

前耐力運動員與知名健身教練馬克．西森（Mark Sisson）表示：「我每天有十八個小時不進食，但我不把這稱作斷食，而是飲食之窗。我會在每天下午一點到七點打開這扇窗，有六到七個小時可以吃東西。」斯森早上起床後會先運動，包含例行的舉重與高強度間歇訓練，等到中午肚子餓了才會吃第一餐。舉某天的飲食為例，下午一點的午餐包含一塊鮭魚、適量蔬菜與少量米飯；晚一點會吃一片起士當點心；傍晚則吃牛排與蔬菜，偶爾飯後會再吃點巧克力。兩份正餐與一份點心就是他一天的飲食，每天從傍晚開始禁食，一直持續到隔天下午一點。

雖然西森實行間歇性斷食已有一段時間，但也承認這並不適用於每個人。「如果你一向喜歡吃碳水化合物，要斷食就會很困難。你必須進入脂肪燃燒的生活模式，減少醣類攝取，讓身體適應消耗更多脂肪的狀態。一旦養成習慣，你就能拉長斷食的時間。但要是斷食讓你痛不欲生，那還是放棄吧！畢竟誰都不想過悲慘的生活。你必須找到適合自己的減肥方式。」

西森從斷食計畫中獲益良多，即使已經六十二歲，依然保有精實身材，看起來就像個體格健壯的衝浪好手。他建議減重者遵循低碳飲食，剛開始可先禁食一餐，讓身體習慣攝取少一點養分，接著再延長每餐的間隔時間。攝取大量水分與清湯也有助補充健康的電解質。「你可以想想自己是否真的覺得餓，以及是否需要多吃一點。如果你不覺得餓，就不要再多吃。身體會逐漸習慣少吃一點。」他說，關鍵在於不要吃太多，並且應該多補充蛋白質、纖維與水分以提升飽足感。

選擇有益體內微生物的食物

如第六章所述，體內的細菌決定了我們從食物中攝取多少熱量。相反地，我們吃的食物也會影響微生物的組成，進而影響體重。根據研究觀察，多吃蔬果可減少體內負責吸收熱量的細菌，並增加細菌的整體多樣性，而這兩種因素都與身材維持密切相關。

吃越多高纖沙拉，對身體越好。大量攝取深綠色生菜可提升飽足感、降低身體的熱量需求、增加細菌多樣性、減少吸收熱量的細菌數，並促進代謝食物的細菌生長。如果你吃的沙拉中包含有利健康微生物組成的蔬菜，如豆類與富含果寡醣的洋蔥、韭蔥與洋薊，恭喜你，你正邁向攝取較少熱量也能飽足的道路（見第六章）。低卡高纖食物有助減重，養成較健康、吸收較少熱量的微生物組成。因此，一旦體重減輕，你就會越來越瘦。

女人與食物

第八章曾提過，女人利用與儲存脂肪的方式與男人不同。女人在運動過程中燃燒的脂肪比男人多，儲存脂肪的效率也比較高。喬瑟夫．唐納利教授的研究指出，女性透過運動消耗六百卡以上的熱量後，過食的傾向比男性還高。因此，女人除了應該多運動之外（可消耗大量脂肪），運動後也必須格外克制食慾。然而，實驗也觀察到，若只在運動中燃燒四百卡熱量，則運動後的食慾就不會大開。因此，女性若想抑制食量，可以做更多中等強度的運動，將消耗的熱量控制在六百卡以下。另一種方式則是盡量運動，之後再想辦法轉移對吃的注意力，例如看電視、和別人聊天、做些雜事或從事某些興趣，時間應至少持續一小時。若想更有效地驅走食慾，可以告訴自己，萬一吃太多，運動的努力就前功盡棄了。

這種轉移專注力的技巧也可避免情緒化的過度飲食。麥可．詹森探討為何女性更容易發生情緒性暴食（見第八章）。尋求諮詢、訓練意志力（見第十一章），以及其他紓解壓力的方式，如慢跑、散步或打沙袋等，都有助於控制食慾。情緒與食物之間的關係錯綜複雜，因此上述建議不一定適用所有人。但是，如果你是出於沮喪而吃，請發揮創意，好好想想是否有其他宣洩情緒的方法？

遏制過食也很重要，因為女性的生理機制比男性更能將養分分配成脂肪。這樣的營養分配機制會不顧立即的能量需求，而將從食物中獲取的部分能量儲存成脂肪。即使女性吃的分量少，體內囤積的脂肪仍會比男性多，萬一吃得過量，便會累積更多脂肪（見第八章）。因此，減重者應該放慢進食速度，讓較少分量的食物停留在體內久一些並提升飽足感，此外也可利用自制與轉移專注力的技巧防止自己吃太多！記住，沙拉與高纖食物均能增加飽足感、促進食物代謝，而非囤積脂肪。

如之前所提，女性的月經週期也會對脂肪造成特定影響（見第八章）。我們知道，黃體期（排卵後到下次月經來潮前）容易引發食慾與堆積脂肪，因此女性若要節食，最好等到這段期間結束。有鑑於任何的節食計畫都需要意志力與嚴格的執行，你又何必硬挑食慾特別旺盛、身材特別容易變胖的時候為難自己呢？你最好等到月經期間或結束後、旺盛食慾消退後再開始瘦身。如果你在生理週期的前半段建立起良好習慣，就比較能在容易渴望高糖與油膩食物的後半段生理週期內堅守節食計畫。

談到慾望，目前已有科學研究證實女性特別難以抗拒巧克力（連這也要研究，彷彿凡事都一定要有證據咧！）。哥本哈根大學數名學者共同發表評論指出，女人比男人更愛巧克力，在黃體期對巧克力的慾望超乎其他食物，且其他任何食物都無法滿足這種慾求。若是女性徹底抗拒對某種食物的慾望，比如巧克力，便可能零食吃不停，因而吃進更多熱量。這麼說來，適度順從渴望是好的，可以避免身體為了滿足強烈慾望而吃進太多其他的食物。如果你真的很想吃巧克力，可以吃一點黑巧克力滿足口腹之慾，這種巧克力含有不飽和脂肪酸，對健康比較有益。

節食不一定非得一不做二不休，事實上也不該是如此。這種非黑即白的想法正是女性的弱點。中斷節食計畫的女性一般會比男性更容易感到失敗而放棄嘗試。對女性而言，如果多寬容自己一些、多一點回到常軌的堅持，數週辛苦減重的努力就不會付諸流水了（見第八章）。

向成功減重者學習

有意節食的人可從成功控制體重者身上學到許多經驗，還可從數個完善的資料庫中汲取相關知識，其中之一即為美國國家體重控制登記中心。一九九四年，蕊娜．玟（Rena Wing）與詹姆斯．希爾（James Hill）博士成立該中心，旨在研究成功長期維持體重者與減重後復胖者的差異。目前已有四千多名減重約十四公斤以上且至少維持一年的人在中心登錄資料。「糖尿病防治計畫」（Diabetes Prevention Program, DPP）與「向前看研究計畫」（Look AHEAD: Action for Health in Diabetes）也同屬行為治療的追蹤計畫。這些計畫蒐集的資料顯示成功減重者具有許多共同之處：

一、節食計畫的動力通常來自某種情感或生活事件。

二、大多不會放棄節食，即使遇到節日或假日也堅持到底。這些人在認知克制測試中也展現了高度自制力。

三、會借助自我監督工具詳細記錄體重、熱量與活動的變化。

四、維持體重兩年的人較容易減重。

五、每天都做一小時中等強度的運動，例如快走，且每週透過運動平均消耗二千五百至三千卡熱量（每天進行三十五分鐘的激烈運動也有助維持減重成效）。

蕊娜·玟所做的一項研究指出，美國國家體重控制登記中心有百分之八十三的登記者是出自特殊動機才開始認真減重。其中原因大多是醫療事件，譬如醫生指示減重或家族有心臟病史；第二普遍的原因則是體重達到人生新高，這種前所未有的震撼確實有激勵的效果。同樣地，看到某張照片或某次照鏡子發現自己變胖，也是驅使許多人減重的動力。

這些成功減重者一旦開始減重，就不會輕易中途而廢。即使重大節日或週末別人都在歡慶享樂的時候，他們依然不鬆懈。相較於那些在聖誕節棄守堅持而狂嗑水果蛋糕的人，成功減重者因為勤於維持節食計畫，保持體重減輕兩公斤的機率高了一．五倍。

無時無刻堅守節食計畫談何容易。據調查，順利減重的人不小心越線後，都能調整心態並在幾天內重新執行計畫，而他們通常也會尋求相關專家協助以督促自己。丹辛傑教授便利用精密的標準量表供病患適度放鬆，藉此幫助他們繼續實行減重計畫。他說：「我一向要求病人盡可能達到減重計畫九成的成果。如果說七成努力確實會帶來七成效果，多數人都會同意這樣的要求。但就減重來說，付出七成努力只會得到五成效果，而那些付出八成以上努力的人，則幾乎都能達到滿意的減重成效。所以，如果你知道投入七成五的努力無法得到同等的回報，就應該更加努力。與其說這是種敲詐，不如說是身體的運作太過高深莫測！」丹辛傑為了確保病患維持至少八成的減重成效，會要求他們每週定時回診，量測體重與追蹤進度。若是有人放棄節食，他會與患者促膝長談，鼓勵他們堅持下去。

他的病患泰芮表示：「我在聖誕節假期時體重回升了一點。醫生對我說，我已經努力減了這麼多，這時候放縱就前功盡棄了。」令泰芮重回減重軌道的不是懲罰或責備，而是丹辛傑醫師給的鼓勵與安慰。她接著說：「從那之後我便想著：『好吧，我可以偶爾吃點冰淇淋放鬆一下，但不能讓之前的心力全都白費。』這樣的想法讓我不再違背節食的原則。」犯錯後，承認錯誤並重新開始是必要的。借助專家或減重夥伴的力量，可以得到完全不同的結果。

根據研究，成功瘦身的人普遍都會復胖個幾公斤，但那些快速甩掉復胖體重並維持計畫的人，會比其他人更能夠長期維持體重。

飲食紀錄之必要

自我監控是將復胖機會減至最低的絕佳方式。賓州大學的湯瑪士·威登（Thomas Wadden）博士致力於糖尿病與肥胖介入治療的研究。據他觀察，減重成效良好的人都有記錄熱量與經常量體重的習慣。丹辛傑也說：「我發現紀錄對於保持減重進度非常重要。如果病患有復胖困擾，我會訓練他們建立記錄飲食的習慣，但一般我會盡量避免這麼做，因為記錄飲食其實很惱人。不過，幸好順利減重的病患都願意配合，至於那些拒絕配合的患者，則遲遲無法看到成效。」他表示也可利用手機的應用程式來做記錄，像是Lose It!及MyFitnessPal都相當實用，即使用最原始的紙筆，也不失為記錄的好方法。

飲食紀錄不只有助自我監控飲食攝取，也可供他人從旁協助。丹辛傑教授補充：「飲食紀錄是必要的，但除非有人監督，否則一般人很難持之以恆。病患會乖乖記錄，但也許幾個月之後就會停了。如果有人在旁督促，情況就會不同。」的確，筆者訪問過一些瘦身成功的人，他們開始實行飲食紀錄與減重計畫時，都會找幾個人幫忙監督進度、給予鼓勵，例如醫生、護士、減重教練或信任的朋友。

減重從業人員也認為與病患保持密切聯繫相當重要。幾乎所有成功率高的減重療程一開始都要求病患頻繁回診，通常以週為單位，之後再逐漸拉長為每個月一次。他們會與患者一起檢視飲食紀錄，提供指示與建議、檢測生理狀態，必要時也會給予介入治療。一旦病患的減重進度趨於穩定，便會逐步將回診間隔拉長為兩週、一個月、數月，甚至數年。

路易斯・艾隆（Louis Aronne）博士擔任美國康乃爾大學威爾醫學院（Weill-Cornell Medical College）體重管理與代謝臨床研究中心（Center for Weight Management and Metabolic Clinical Research）負責人，為肥胖治療領域公認的領導者。他表示：「要求病患節食易如反掌，但要讓他們確實執行卻比登天還難。有人問，肥胖是怎麼造成的？很簡單，這是因為控制食慾真的很難。減肥就像在水中憋氣一樣難受。叫別人在水中憋氣十分鐘很容易，但換作是我，老實說我做不到。」

如同治療糖尿病不是光要求病患少吃點糖就能成功，消除肥胖也不是叫別人少吃一點就能辦到。事情沒有這麼簡單，因為脂肪會奮力保衛疆土。對抗脂肪、奪回身材的自主權可能是許多人生命中最重要的戰役，而在維持減重成效的過程中，旁人的支持正是他們所需要的。

之前提過的減肥案例中，蘭迪將長期減重成果歸功於理查．艾金森與尼基．杜蘭達醫師主導的減重計畫（詳見第六章）。那兩年，他持續參加減肥課程並接受門診治療。前三個月他每週上好幾天的課，之後慢慢減少為一週一到兩次，再變成每一到兩個月參加一次。復胖的病患都應醫師要求，回診的次數較多。蘭迪談到自己剛開始參加減重療程的那段時間：「每週都要上七十五分鐘關於肥胖研究的大學課程。我們一開始先認識雙胞胎的肥胖研究，了解為何人的新陳代謝會不同，以及為何療程運用了各種研究提出的治療方式。我上完課之後才發現原來自己也做得到！上課地點離我住的地方有一百二十公里遠，但我每次想到要上課都迫不及待！其他參加課程的學員們也一樣。這項課程持續了兩年，結束時大家都很依依不捨。」

身體一旦累積過多脂肪，便會逐漸發展出抵制減重的抗性，需要極大努力才能順利減脂。如果你從來不曾過重，可能一輩子都能比別人吃得更多，也能輕鬆瘦回來；但如果你現在或曾經處於過胖狀態，如同多數的減重者，減肥就會比一般人困難。一定的耐心與實際的目標是成功減重的關鍵。透過經年累月的努力，你也許無法瘦到像模特兒或年輕時的自己，但至少能擁有健康與滿意的身材。然而前提是，你必須深入了解脂肪並採取行動。

11 以意志力戰勝脂肪

意志力是成功減重的要素之一。飢餓、渴望與慾求不滿的感覺會不斷來襲，挑戰我們的決心。許多順利減重的人一直對食物懷有強烈慾望，最後不敵誘惑而舉手投降，讓之前費盡千辛萬苦減掉的體重又重新上身。

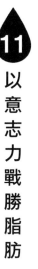

明尼蘇達大學的安塞爾・基斯（Ancel Keys）博士做了一項研究，揭露飢餓感造成的壓倒性效應。基斯自一九四四年起展開研究，那時二次世界大戰剛落幕，同盟國軍隊陸續在歐洲各地發現遭俘虜而憔悴不堪的受害者。他們長期挨餓、過勞，身心飽受摧殘，瀕臨死亡狀態。醫療人員替他們補充大量營養以期恢復健康，但當時關於飢餓的醫學知識仍然相當匱乏。

身為生理學教授的基斯決定深入研究。他徵求了一群應美軍徵召卻因愛好和平而拒絕服役的役男。這些人不願意打仗，只能選擇投入社會替代役，從事土壤耕作、森林保育或醫學實驗等工作。有四百位役男申請加入這項研究，但基斯依據身心健康程度只從中挑選了三十六位受試者。

他對受試者實行特殊飲食計畫，一天平均攝取一千五百七十卡熱量，吃的食物大多為馬鈴薯、麵包、蕪菁、甘藍菜及少量蛋白質與脂肪，近似於當時歷經戰亂的歐洲人民典型的高碳飲食。另外，他們每週也得步行三十五公里，目的是讓體內的熱量供不應求。實驗進行了六個月，基斯估計受試者的體重約減少四分之一。

這項研究凸顯了長期飢餓在心理與生理上引起的驚人效應。隨著挨餓時間拉長，受試者變得越來越精神萎靡與易怒。其中一名受試者說：「某種程度上，我們變得越來越不愛交際，也越來越沒有活力。」他們的體力甚至差到連爬樓梯都像是嚴峻考驗，有個受試者甚至只搭電梯，因此建築內每一座電梯的位置他都一清二楚。還有一人表示，他們在步行時會走大馬路或私人車道，這樣就不用費力走上人行道。更糟的是，他們會對豐衣足食的人產生敵意。一位受試者說，有次在路上一個男孩騎單車呼嘯而過，他心中的厭惡感油然而生，因為他猜想那個男孩可能正趕著回家吃飯。

這些實驗參與者瘋狂執迷於食物，有人甚至出現詭異的進食行為。回憶當時，一名受試者說：「吃飯變成一種儀式。有些人會在食物中加水，好讓分量看起來比較多；也有人一小口、一小口地吃，把食物含在嘴裡很久，慢慢品嘗，所以大家吃飯的時間變得很長。」他們還會蒐集食譜。其中一位役男說：「這項實驗彷彿變成我生命中最重要的事，但這與身體上的不適沒有太大關係，而是因為它讓食物成為我生活唯一的重心。如果生活中只剩下吃，人生會很乏味。就拿看電影來說，我去看一部電影，對情愛鏡頭不太感興趣，卻會特別注意用餐的場景，仔細觀察片中人物吃了哪些食物。」

從基斯所提出的指標性研究可見，飢餓對於心志的影響力何其巨大。儘管減重者不一定會像這些受試者一樣實行如此極端的規範，但他們確實會長時間處於挨餓狀態，面臨難以抗拒的進食慾望。但究竟人為何會產生如此旺盛的食慾呢？對此，現代研究提出了某些見解。

如第五章所述，羅森巴姆博士與哥倫比亞大學的喬伊．赫許利用功能性磁振造影技術（可供學者觀測受試者受到刺激時大腦出現的反應）對剛減重不久的人進行實驗，分析他們的大腦活動。他們讓受試者觀看糖果、葡萄、青花菜、手機和溜溜球等影像，同時量測大腦的反應。實驗發現，食物圖片閃過時，受試者大腦中與食物反應相關的區域會特別活躍，與控制力相關的區域則相對反應微弱。這代表人體減重後，大腦對食物更為敏感，克制食慾的能力更加薄弱。

羅森巴姆解釋，由於人體在減重後對食物的情緒反應增強，因此減重者的食慾可能會更甚以往。同時，大腦中參與控制能力的區塊反應度也會減弱。可見我們越餓，自制力就越差。極度的渴望與微弱的自制力，再加上脂肪為了生存所做的所有努力（詳見第五章），為復胖創造了絕佳條件。據研究，減重之後，這種情況會持續六年甚至更久。

這般後果大多是瘦素（由脂肪分泌以向大腦示意飽足的荷爾蒙）過少所致。減肥會降低脂肪量，脂肪量少就會影響瘦素分泌，進而提高食慾。參與減重研究的受試者注射瘦素後，對於食物的強烈慾望便消退了，足見瘦素威力之大。

自制力與肌肉一樣都能鍛鍊

那麼，當我們的意志受脂肪左右時該如何反擊呢？在瘦素補充療法取得正式許可之前，我們只有幾樣武器，其中之一正是自制力。即使我們戒除碳水化合物，並攝取大量蛋白質以抑制飢餓感，減重過程中仍會產生旺盛食慾。值得慶幸的是，有研究提出了幾種控制食慾的方法。

紐約州立大學阿爾巴尼分校心理學教授馬克・穆拉文（Mark Muraven）與佛羅里達州立大學的羅伊・鮑邁斯特（Roy Baumeister）從研究中得出一項結論：意志力如同肌肉，

可經由鍛鍊而增強。減重者可以先從簡單的挑戰開始，再逐漸提高目標難度，訓練自己的意志力。他們發現，運用意志力調整不良姿勢持續兩週的人，在需要一定體力的工作上表現比一般人好。另一項研究也指出，刻意試著不說粗話的人，控制行為的能力也有顯著提升。訓練重點在於持續敦促自己做出自然反應，而不在於你是透過何種行動達成目標。穆拉文說：「你可以從小地方做起，例如戒掉甜食或不罵髒話。成功後，就可以挑戰更難的目標，像是戒菸或訓練抗壓性。這樣一來，你就能提升自我控制的能力。」

一些運用功能性磁振造影技術的研究也證實，自制力對於減重成功與否具有重大影響。美國國家體重控制登記中心共同創辦人兼布朗大學教授蕊娜．玟曾與實驗團隊一同進行大腦研究，對象包含肥胖者、體重正常者，以及至少瘦下十四公斤並維持至少三年的成功減重者。他們讓所有受試者將檸檬口味的棒棒糖含在口中，同時進行功能性磁振造影來觀察大腦活動。結果顯示，所有人的大腦中與獎賞機制有關的區域均出現活躍現象，其中以減重者的反應特別強烈（與第五章所述萊貝爾的研究結果相似）。不過他們也發現奇特的一點：減重者大腦中參與克制反應的區塊也出現顯著反應，但程度不如肥胖或體重正常的受試者。這意味著成功減重的受試者行為控制區域的反應凌駕了情緒中樞，因此他們面對食物的誘惑時，比一般人更能做出果斷決定。

國家體重控制登記中心也有數項研究顯示，成功長期減重的成員會實行嚴格的節食計畫與密集的例行運動，並計算卡路里及經常量體重，即使遇到節日或假日也不間斷，而這麼做增強了他們的自制力。

由此項研究可知，有意減重的人應該先訓練自我控制的能力，之後再進行較困難的挑戰，譬如長期減重計畫。可以先從與食物無關的挑戰開始，像是起床後要在三十分鐘內鋪好床，接著再執行如不吃餅乾或洋芋片等任務，透過完成這些小任務一點一滴地累積自信。一步步往控制食慾的方向邁進才能建立成功減重的基礎，而不是抱著寧為玉碎、不為瓦全的心態。

鍛鍊自我控制的意志力還有許多好處。從小處著手的自制成果可減緩節食與飢餓感帶來的壓力。穆拉文指出：「我們有一些未發表的研究顯示，訓練意志力也有助於緩解壓力。受試者嘗試戒掉罵髒話習慣的同時，也比較能面對壓力。他們對壓力的生理反應紓緩了，負面情緒就會減少，也會比一般人更能妥善處理事情。」

凱瑟琳．米爾克曼（Katherine Milkman）在賓州大學研究自我控制及其對決定的影響。身為一名年輕學者，她具有高度研究熱忱，為領域中公認的專家。米爾克曼的研究假設每個人都有兩個自我，一個是受到控制、有思想且專注於未來的自我，她稱之為「我應有」；相對地，另一個是容易衝動的自我，即「我要有」。這樣的概念類似人在思考時內心會受到兩邊的拉扯，一邊是良善的天使，一邊是奸邪的惡魔。米爾克曼說：「這兩個自我相互衝突。當我們必須在應該做與想要做的兩件事中抉擇，譬如存錢或花錢，就會產生拉扯。雖然最後兩邊會達成一種平衡，但仍有不計其數的因素影響著我們的決定。」

左右我們選擇「應做」或「想做」的其中一項因素即為時機。米爾克曼解釋：「我們為了當下做決定時，會傾向選擇想要的事物；但為了未來做決定時，卻會選擇應該做的事。舉例來說，你下班後回到家，會想吃點令你滿足的食物與啤酒，但隔天就會計劃去運動。」其中的癥結點在於明天終究會變成今天，如果我們總是選擇「要有」的事物，就會減弱「應有」的行為。

亞利桑那州立大學的山穆．麥克柯魯爾（Samuel McClure）與普林斯頓大學的強納森．柯恩（Jonathan Cohen）實際觀測到人類大腦在「要有」與「應有」之間斟酌的運作情形。他們透過功能性磁振造影技術看到受試者在思考短期報酬（「要有」）時，大腦的邊緣與旁邊緣系統（limbic and para-limbic systems）有活化跡象（這些區域也與衝動行為及毒品上癮的傾向有關）。相反地，受試者做出長期決定（「應有」）時，大腦的外側前額葉區域變得活躍，並下達延遲喜悅的指令。大腦若反覆進行「應有」的活動，便可加強自我控制。此實驗結果也印證了穆拉文的研究結論：從簡單的事練習控制意志，可提升面對較難挑戰時所需的自制力。

誘惑綑綁

一種抵抗衝動慾望的方法是「誘惑綑綁」（temptation bundling），意即將「想做」的活動與「應做」的行為結合在一起。米爾克曼在實驗中將研究參與者分成三組，第一組獲得自己挑選的幾部有聲書，但只能在健身房聽，運動結束後不得將有聲書帶回家；第二組可以將自己挑選的有聲書帶回家，但研究人員鼓勵他們只在健身房聽；第三組不受任何限制，可以隨時聆聽任何他們想聽的有聲書。在這項為期九週的研究中，相較於第三組的成員，第一組上健身房的次數多了百分之五十一，第二組則高出百分之二十九。結論是，將「想做」的活動（聆聽精彩動人的有聲書）與「應做」的行為（上健身房）綑綁在一起，形成了運動的強力誘因。實驗結束時，高達百分之六十一的參與者明明可以自由選擇有聲書，卻表示願意付費上健身房與限制自己的選擇權。不過，研究顯示這樣的效力只能持續數月，必須重新設定「想做」的活動才能使人重新投入「應做」的行為。

即便如此，這些結果開拓了一個充滿可能性的嶄新領域。如果我們將不吸引人的工作與喜歡做的事情綁在一起，就能增加執行困難任務的可能性。例如，規定自己每星期要減掉幾公斤就能買一件新衣服，這樣就能督促自己健身，並在遵守規定後獲得獎賞。這樣的概念即為誘惑綑綁。同時，它也可以在讓你進行一連串「應做」的行為後稍微喘一口氣，讓大腦重新充電、蓄積更強的能量，以便在下一次需要用到意志力時有更好的表現（詳見後面「適度就好」的部分）。

另一種促進自我控制的方式為承諾機制，設定自己應做的行為並許下承諾，比如供使用者立定承諾契約的 stickK.com 網站就是很好的例子。你可以在該網站上建立一份合約並設定目標，例如在某個日期前瘦下五公斤。之後，把錢存入帳戶，選擇一位教練來評判你是否達標。如果失敗，這些錢就會被沒收。這種機制會使你在期限的壓力下敦促自己努力達到目標。譬如，你可以許下承諾，若未達成目標，就得捐五百元給慈善機構；或是反其道而行，沒達成目標就得捐錢給你不想幫助的機構，例如不支持的政黨，這樣除了錢之外，就會再多一個不能失敗的誘因。因此，承諾機制也可驅使自己為了之後著想，而做現在應該做的事。

全新的開始

第十章曾討論過激勵人減重的動力，例如醫療診斷、不經意瞥見過去的照片，或體重達到人生中的高點等等。特定的時間也可以作為減重的動力，例如新年新希望就是這樣的概念。把過去所有的事拋諸腦後，展開新的一年。因此有人會說：「那是從前的我。我半途而廢，沒能成功節食或戒菸，但全新的我有能力控制自己。」這樣的想法讓我們得以封存之前的失敗，重新開始，對於改變生活方式更可發揮驚人的效果。

除了迎接新年之外，在新的週期要展開時也是很好的時機。米爾克曼表示：「一個月或一個星期的開始、生日或節日之後，都是人們可以劃分過去與未來、忘卻失敗、加強未來決心的時機，這也是為什麼減重者傾向在某個時間點展開瘦身計畫的原因。只要好好把握這種時刻，就可增加健身的機會，提高立下承諾的意願。」

也有研究指出，這種全新開始的想法會受到單純的計畫而萌生或消散。米爾克曼提出解釋：「以三月二十日為例，如果大家把這天視為春季的第一天而非三月的第二十天，就更有可能在當天設定想實現的目標，展開行動。人們可以試著建立嶄新的開端，即使過去曾經失敗，也能好好利用這種與以往說再見的想法，增強迎接新目標的能量。」

適度就好

嶄新的開始可以帶來滿滿的能量，但也應小心不要讓意志力超過負荷。意志力如同肌肉一樣，過度使用會疲勞，大腦自我控制的區塊也會不堪消耗。米爾克曼的研究顯示，醫院的照護人員由於每天勞心勞力，從事「應做」活動的機率會因此大幅降低。例如，他們在一天快結束時洗手（「應做」的行為）的可能性會比較低，工作越勞累，不洗手的傾向越明顯。

另一項研究中，穆拉文與團隊要求受試者在一天中少吃某一餐。他將參與者分成兩組，給其中一組吃新鮮現烤的巧克力餅乾，另一組則吃紅蘿蔔，並要求所有人不得吃另一組的食物。想當然爾，所有飢餓的受試者都想吃巧克力餅乾。在進行解題測驗時，必須不斷運用意志力克制自己只吃紅蘿蔔的受試者，比另一組可以任意吃餅乾的人還容易放棄，挫折感也比較重。持續的過度自我控制讓他們精疲力盡。

還好，這種疲勞感有法可解。佛羅里達州立大學的戴安・泰斯（Dianne Tice）博士根據研究指出，從事愉悅的活動可以補充過度自我否定所耗盡的意志力。研究人員要求受試者盡可能緊握練力球，時間越久越好。休息時，不同組的受試者分別觀賞悲傷或詼諧的電影片段，之後再繼續進行實驗。結果發現，觀賞詼諧電影的受試者抓握練力球的時間，比觀賞悲傷電影的受試者來得長。米爾克曼也在研究中觀察到，照護人員若在輪班之前獲得較長的休息時間，定時洗手的可能性就會提高。可見，增加持久性的關鍵是擁有充分的休息，或從事喜歡的活動。

然而，你應該特別小心不要在自制的過程中屈服，並且避免產生破戒效應（abstinence violation effect），代表一旦在過程中破了一次戒就會自我放棄，再出現一次又一次的錯誤。穆拉文表示：「掛上『不可再犯』的旗幟很簡單，但大家還是有可能失足犯錯。他們會說，犯了一次錯，再犯第二次、第三次又有什麼關係？或者是，我昨天那樣做，今天再做一次也無妨，反正還是要重頭開始。」因此，如果你不小心違背承諾，應該立刻重新調整心態，避免再次犯錯。若你計劃以某種「渴望」的活動來驅使自己從事「應做」的行為，切勿選擇與食物有關的活動，以免不慎偏離正軌。

不確定性與壓力

《紐約時報》曾報導，二〇〇八至二〇〇九年經濟衰退期間，各類食物的消費額均節節衰退，唯獨糖果類食品銷量不斷飆升。當時，許多商店的糖果庫存量都不足，因為經濟衰退的慘況使得消費者傾向購買便宜的糖果來慰藉心靈，導致其他行業一片慘澹、糖果商的營利卻翻倍成長。三〇年代經濟大蕭條時期也曾出現類似情形。面對充滿不確定性的未來，人們心生焦慮，意志也遭受嚴重打擊。

這不單是令人一笑置之的軼聞。多項研究指出，處於缺乏自制的環境會逐漸侵蝕意志力與排解壓力的能力。美國心理學家格拉斯（D. C. Glass）曾於一九六九年進行一項研究，將受試者分為兩組，一組只能聆聽預期之外的噪音，另一組可以自由隔絕噪音來源。之後的測試中，不得自行控制噪音來源的受試者解題能力比另一組人還差。另一項由紐約科克蘭女子學院（Kirkland College）朱利．謝羅德（Drury Sherrod）博士進行的實驗則顯示，一群人同處擁擠的房間內，相信自己有辦法能夠離開房間的人，會比其他人更能排解壓力。

假如我們在日常生活中感覺到不確定性，不論是健康檢查、工作面試或家庭狀況，揮之不去的質疑便會損耗意志力。若在此時展開減重計畫，就會較難堅持到底，因此你最好在開始改變生活方式之前，先減輕生活中的壓力。你必須以平常心迎接挑戰，持續節食與運動，才能成功減重。

值得高興的是，「應做」的行為會隨著反覆練習而變成習慣，久而久之，你會發現實踐應做的事情越來越簡單。加州大學學者蓋瑞・沙爾尼斯（Gary Charnes）與尤里・格尼茲（Uri Gneezy）在實驗的第一個月付費給參與者，讓其中一群人一個月運動八次，另一群人一個月只運動一次，到了下個月便停止付費。結果發現，一個月運動八次的受試者即使沒錢拿仍會繼續上健身房，頻率甚至比參加實驗之前還要高。這證明了只要持續實行應做的行為，最終都會養成習慣。同理，即使每天處於壓力之下，你仍然可以利用這種心理來減少暴食行為、促進健康。

設定有意義的目標

你不一定非得拿穠纖合度的比基尼模特兒或肌肉結實的健身教練當作目標。再次強調，年齡、減肥史、荷爾蒙、基因，甚至是微生物組成，都會使每個人在對抗脂肪的過程中遭遇不同的挑戰。因此，重點是維持適度的脂肪，而不是一味追求別人的標準。千萬不要受媒體與減肥產業煽動。你要知道，減肥業者不惜砸下重本只為了洗腦大眾擁有纖瘦完美身材的必要性，再吸引消費者購買未必有效的減重產品。依照自己的能力來設定目標與減重計畫才是上策。

在減重計畫下越多功夫，潛在成效就越大。穆拉文表示：「研究指出，那些基於個人原因而運動或減重的人，是為了有意義的目的而努力，因此他們會比那些為了外在原因而減肥的人更容易成功。如果你是因為伴侶或醫生的要求，或是為了在工作上獲得認同才節食，成功瘦身的可能性就會比較低。」減重訓練人員雪莉．溫斯洛也表示，就她接觸過的客戶而言，順利減重者大多是出自個人意願而健身的人：「抱著延長壽命或想陪孩子長大這種強烈念頭的人，通常都比較能堅持到最後。」

最後大家應該謹記一點，脂肪也屬於個人經歷，是你生命故事中的一個章節。因此對原本脂肪較多的人來說，瘦身與維持成效的難度會比一般人高。他們必須比那些體重從未超標的人還要努力地少吃多動，才能收到成效。

如果你剛好是這種人，也不必氣餒，只要成功減重，瘦身會變得越來越輕鬆。根據美國國家體重控制登記中心分析，藉由毅力、自制與良好飲食及作息維持減重成效長達兩年的人，由於已經養成根深柢固的習慣，因此可將減重成效延續得更久。由此可見，意志力的確是戰勝脂肪的關鍵。

12 控制脂肪的第二步：我如何實行

我為了一個簡單的原因踏上探索脂肪的旅程：想搞懂自己為何就是瘦不了。我看遍脂肪的各種面向，它會頑強抵抗、從中作梗，而且難以捉摸。這些觀察引領我投入科學研究，認識脂肪的真面目，了解它在不同人身上的表現何以如此迥異。

我研讀相關研究、訪問傑出學者，也尋訪深受脂肪所害的肥胖患者。很快地，我自認已擁有足夠知識與準備來檢視自己的狀況並做出改變。那麼，令我格外容易發胖、減肥過程備感艱辛的原因究竟為何？

我認為基因遺傳是造成我發胖的主因。我的母親一生都與脂肪不斷角力，即使她經歷一場可歌可泣的戰役後已能控制體重，仍然得隨時留意身體。她一直都不算胖，只是和我一樣，到了中年就胖了十幾公斤。我記得她曾好幾個星期早餐只吃兩顆蛋、兩片吐司與一杯茶，晚餐時間只喝一杯茶，其他什麼都不吃。這是她自創以實行間歇性斷食與均衡攝取蛋白質和碳水化合物的方法，雖然有效，但只持續了一段時間。她不曾過胖，有時還能順利瘦個幾公斤，卻很少處於纖瘦的狀態，也幾乎從未踏進「享食的世界」（如前述章節中，成功減重的蘭迪所稱）。記得有次母親為我們煮了一頓大餐，自己卻一口也沒吃，讓我看在眼裡很是辛酸。

小時候，我還不知道自己遺傳了母親的易胖體質。我的身材跟臉蛋很像她，新陳代謝與體質當然也不例外。

我的祖先來自東印度，也有著豐腴的身材。你也許好奇，以前的東印度人不是應該生活困苦、三餐不濟嗎？唔，是的，自十七世紀以來，印度發生過無數次飢荒，但若他們因此演化出與皮馬族人類似的熱量節省體質，應該也不令人意外吧。再說，可能導致肥胖的 SMAM-1 病毒不也是在印度首次被發現？雖然目前尚未確定這個病毒在人類中是否也具傳染力，但可能性仍然存在。

據我所知，體內的微生物組成也會遺傳。不同文化背景的人具有不同的腸道菌種，而且會一代傳一代。這些細菌不停進化，發展出汲取食物養分的功能，使人類可在各種環境下得以繁衍。也許正是這種抵禦生存劣境的印度血統，使我的身體發展出擅長消化食物與儲存脂肪的微生物。也可以說，我有著無法代謝大量廢物的體質，吃進的東西大多就這麼留在體內了。

因此，我的基因與遺傳對於纖細身材毫無助益，體內的兩條 X 染色體（肥胖基因分布的位置）亦然。我永遠無法像愛爾蘭裔的丈夫，他生長在義大利，即便每天狂吃二千卡熱量，身材依舊能像大學時期一樣精瘦。所以，我們睡前不會有共享宵夜的幸福時光。在吃這件事上，就連夫妻也沒有所謂的同甘共苦。

事實證明，我長久以來對待脂肪的方式也有關係。過去，我的體重曾像溜溜球一樣上上下下，不斷惡性循環。我十二歲開始第一次節食，二十幾歲時總是減掉四、五公斤之後又胖回來。這對我的脂肪有何影響？它不斷遭到攻擊，反而變得越來越強壯、堅韌且聰明。如萊貝爾、羅森巴姆與波耶托等學者所提出，身體一旦累積脂肪再減脂，便會啟動各種機制找回流失的脂肪。之前的減重經驗使我的代謝變得比以往更慢。我的肌肉變得更能蓄積能量，燃燒的熱量也變少。我無時無刻都覺得餓。某些研究透過功能性磁振造影顯示減重者對食物更有反應。的確，吃的念頭一直盤踞在我的腦海中。

荷爾蒙也是發胖的因素之一。我的身體對糖分很敏感，只要吃了一小塊甜點，隔天就會胖個幾百公克。我體內的胰島素功能相當健全，總是能將熱量完整無缺地存入脂肪細胞。從另一個角度而言這其實是有好處的，因為我每年的健檢報告都顯示血液很乾淨，三酸甘油酯的數值也幾乎都在標準以內，但我的牛仔褲卻有越來越緊的趨勢。一直以來，我都不能像其他朋友一樣隨心所慾地吃含糖優格、冰淇淋或麥片後仍能維持身材。就如詹森醫師所說，儲存脂肪的作用也許有助於保持清澈的血液，卻阻礙了減重的進展。

到了四十多歲，我體內燃燒脂肪的荷爾蒙分泌減緩，成長激素、雄激素與雌激素都下降，不僅代謝變慢、肌肉變少，減脂也更困難。我的體重不再只是少個四、五公斤又變多，而是一胖就胖個十幾公斤，怎麼努力都瘦不下來。

我的基因、性別、年齡、荷爾蒙、胖了又瘦的生物機制，以及腸道裡疑似善於消化吸收的微生物，全都在與我作對。它們團結一致地促使脂肪堆積在我體內，更能輕易地抵抗我嘗試減重的努力。顯然，我擁有狡黠至極、深諳生存之道的脂肪，難怪我必須吃得比任何減重教練所建議的還要少，才能甩掉少得可憐的幾公斤。我與那些為了維持身材不得不餓肚子的同胞們身處失衡天平的一端，遙望其他大肆吃喝但身形仍然苗條的優越族群。

費盡苦心做了功課之後，我也了解自己沒有的問題。我並沒有使人肥胖的*ob*或FTO等基因變異（見第七章），否則體重控制會更加艱難；我的荷爾蒙也不如我研究之初所想具有缺陷。除了隨年紀增長而出現的典型荷爾蒙與代謝衰退現象，我並沒有嚴重的健康問題。我很正常，只是比一般人更難擺脫脂肪。

我怎麼做

下了許多功夫研究脂肪的我比以前更能掌握脂肪的動向，但現在又該怎麼做呢？我應該起身奮戰。現在是靈魂與脂肪之間的對抗。老天或許給了我一副熱愛脂肪的軀體，但也同時賦予我鋼鐵般的意志。我一向意志堅定，未來也仍會如此。如果我的身體擅於堆積脂肪，我也不是省油的燈；假如脂肪執意要留下來，我要讓它離開的決心只會更強。這是一場心志對脂肪的戰鬥。一旦身體擁有抵禦的動力，脂肪的勝算微乎其微。

我曾試著學習接受脂肪。事實上，我在過程中明白自己受盡多少折磨。我毫無節制地吃、努力減重、又再度暴食，然而脂肪卻不動如山，無畏地吸取所有養分。我的脂肪把我當嬰兒般呵護，促成青春期與生殖功能的發展，接著再犧牲一部分的自己以供哺育之用，到了現在則是緊緊依附著我，在危急時作為軟墊保護身體不受傷害。

我竭盡所能挖掘脂肪的美好之處，但也深知身上的脂肪隨著年紀漸長而變多是有害健康的。要知道，擁有說「不」的勇氣也是一種愛的表現，正如同我們會拒絕一個被寵壞的小孩所提出的某些要求。我深愛脂肪，但它離開對我和它都會比較好，就算不離開，至少也得改變現狀。

所以，現在我與脂肪處於對戰狀態。我們爭執、談判，也搶占上風，就像一對情感糾結的離婚夫妻。剛開始，脂肪占盡優勢，如今我熟悉它的每一種手段，因此得以繼續對抗。縱使我的基因、荷爾蒙下降、新陳代謝減緩讓它占了便宜，但沒關係，我可以少吃一點，少得不能再少。

我開始實行間歇性斷食。如果我的基因具有適應飢餓的能力，那就讓它們發揮所長吧！我每天早上八點吃早餐，熱量僅約二百卡；午餐約吃五百卡；三點吃份二百卡的點心，每一餐大致都包含均衡的碳水化合物與蛋白質，以及大約百分之二十的油脂，此外只攝取極少量的糖分與精緻醣類，晚餐則不吃，這樣每天可以有十七個小時不進食。萬一晚上餓到受不了，我會吃一點堅果或一片起士，再喝杯熱花草茶。食慾過旺時，我會看電視或陪孩子玩來轉移對吃的注意力。就這樣，我日復一日地身體力行。

這並不容易。孩子們也覺得奇怪，為什麼我煮了晚餐自己卻不吃。你覺得這種情形似曾相識嗎？沒錯，當初我對母親也有相同感受，只是現在我並不心疼自己，反而覺得充滿力量，因為我誓言要給脂肪一個教訓。我每天量體重，不到兩個星期，我就瘦了

一．四公斤。雖然很希望能再瘦一點，但我已學會減重不該貪快。

我逐漸習慣新的作息，感到精神充沛，只是幾個星期後體重便不再往下降。我就像坐翹翹板一樣，胖個〇．五公斤、又瘦個一公斤、再胖個〇．五公斤，就這樣過了一個月，我只瘦了不到兩公斤。脂肪想玩硬的是吧？好，除了斷食之外，我再搭配運動。

如丹辛傑教授所說（見第十章），如果不運動，很難減掉所有多餘的體重。於是，我開始在早上空腹慢跑，這樣應該更能促進糖分代謝，也更可避免進食後運動造成脂肪堆積。我每隔一天慢跑三十分鐘，這似乎頗管用，短短一週內就瘦了快一公斤。因此，我在每週沒有慢跑的那三天安排了三十分鐘的重量訓練，之後又瘦了〇．五公斤。儘管減重進度緩慢，但我告訴自己，身上的肌肉正慢慢增多。接下來兩週，我遇到了瓶頸，體重遲遲不降。最終，我努力了七週，總共只瘦不到三公斤，老天在跟我開玩笑嗎?!

直到現在，我還是胖了又瘦、瘦了又胖，總是處於飢餓狀態，沉迷於美食的幻想而不可自拔。正如基斯博士（見第十一章）的研究，無論是電視、雜誌或周遭的人，我隨時都在注意食物的蹤跡。每一種食物看起來都好美味，就連我一向厭惡的豬肝和洋蔥也是，甚至睡覺也會夢到食物。

現在，丈夫早已習慣我的新作息。每晚睡前我跟他聊著想吃什麼，每天的菜單都不同，但奇怪的是我不再渴望甜食，只想著分量澎湃的披薩、班尼迪克蛋、雞肉捲餅，或塞滿培根、酪梨與火雞肉的潛艇堡，編織著美食俯拾即是的夢幻國度。身上的脂肪正以前所未見的火力反擊，操控著我的意志。白天斷食期間，我的瘦素量驟降，到了晚上，成長激素升高，引發高漲的食慾。儘管如此，我的決心屹立不搖。算了吧，脂肪，我的身體由自己掌控，你非走不可。幸好，入睡後體內的瘦素又會逐漸增加，早上起床後食慾也沒了，前一晚的慾望全都消失無蹤，如夢一場。

為了走出體重停滯期，我利用電腦的試算表程式仔細記錄飲食與統計卡路里，每天最多攝取一千卡熱量。這個數值是根據美國糖尿病消化及腎臟疾病國家研究院對於低碳飲食的定義，也是我對之前一天不得攝取超過八百卡熱量的低碳節食計畫做的小小修正。很少人需要如此嚴格地控制熱量，但由於我身上的脂肪特別頑強，這是不得不使出的手段。

自從每天量體重，我開始觀察飲食對於體重有哪些影響，注意到某些澱粉類食物特別容易令我發胖，例如披薩。即使我只在午餐吃了一片，晚餐不吃任何東西，隔天還是會立刻多個〇．五公斤，因此我只能將最愛的披薩列入黑名單。白麵包也容易致胖，全麥麵包則不會；米食只要少量並無大礙；餅乾可就嚴重了，威力不輸披薩。有次我在下午三點吃了塊餅乾（畢竟我之前是個嗜甜食如命的女人嘛！），結果你猜如何？我馬上胖了快〇．七公斤，很扯吧！其中也許包含水分的重量，但只有一部分。於是，餅乾也上了黑名單。不過詭異的是，我可以吃幾小塊巧克力卻什麼事也沒有，香草拿鐵及熱可可對體重似乎也沒有影響。太好了，我可以在必要時拿這些食物來滿足嗜甜的慾望。

對了，根據一般人的飲食觀念，我做的所有事照理說都不利於減重。你可有聽過吃會促進新陳代謝，或是必須吃進一定熱量才能瘦身？這是減重教練普遍會要你做的，也是電視真人秀《超級減肥王》經常提到的觀念。我曾應教練要求嘗試這個方法，結果胖得更多。事實上，除了每天運動兩小時之外，如果我要減掉脂肪，也不得攝取超過一千二百大卡的熱量。

然而，我發現斷食是管用的，可讓脂肪逐漸流失基礎。另外，雖然大家總是說糖分和澱粉等於肥胖，但我卻可以吃了之後照樣瘦下來，只要分量不多。就如西格爾教授（見第十章）的研究所指，身體對食物的反應因人而異。

現在，我每天研究飲食紀錄，找出可以幫助自己瘦身的食物。多項研究指出，沙拉對於微生物非常有益，可加速減重。綠色蔬菜含有豐富纖維，不易消化，就連細菌也很難分解，尤其是菠菜與甘藍菜。我的腸道菌種也許正逐漸轉變，朝有利肌肉生成的方向發展（詳見第六章）。我遠離高碳食物並補充生菜的同時，體內微生物從食物中吸收的熱量也降低，代謝的廢物也變多了！

可是，還有個問題。即便我在沙拉中加了一些蛋白質和油脂，這樣還是不夠飽，導致我不停想著食物，拚命翻找吃的東西。後來，我學到一招，就是吃完沙拉再吃點澱粉，例如全麥小餐包或幾顆軟糖。果然，這麼做使飢餓感退散了！我想我可能知道箇中原因。有研究顯示，胰島素有抑制食量的作用，而我吃的軟糖會刺激胰島素分泌，進而產生飽足感（這也說明了我實行低碳飲食那陣子為何總是感到飢餓）。藉由這個有效的方法，我吃完每餐彌足珍貴的少量食物後便不再嘴饞，能夠迅速返回工作崗位。

我的體重持續下降，只是速度緩慢。過了五週，我千辛萬苦才減掉將近兩公斤。縱使我努力運動、實行間歇斷食、每天吃不到一千卡、減少醣類攝取、保持健康飲食，還是要靠運氣才能每週瘦下〇．五公斤。我有些朋友只靠晚餐少吃來減肥，還說自己一週可以減掉快兩公斤。雖然我沒這麼幸運，但現實沒令我氣餒，反而加深了我戰勝脂肪的決心。

到了節食第十三週，我再度進入撞牆期。我一如往常地運動與少吃，兩個月內卻只瘦了四．五公斤。我把慢跑時間拉長為四十分鐘，也在沒慢跑的日子裡進行高強度間歇訓練（見第十章），做完二十秒的高強度運動再做十秒低強度運動，四分鐘內做八個循環。結果，我在一週內減了快一公斤。我贏了。

一切都很順利。過了一個月，體重又降了兩公斤多，我一共瘦了快七公斤。此時剛好遇上感恩節，無論是家人或同事都會齊聚共享大餐，歡樂慶祝。我在節日當天吃了一頓豐盛的晚餐，隔天又吃了剩菜。

胡桃派太美味，我連續吃了兩天。喔不，我正掉入二分法的思考陷阱，與一些失敗的減重者一樣，開始出現不是全面成功就是徹底失敗的想法，最終將會落入一次又一次的失敗中（見第八與第十章）。我意識到這樣的危機，逼自己回到常軌。感恩節過後的第一個星期六，我慢跑五十分鐘，並恢復實行間歇性斷食法。我的體重再次下降，但聖誕節緊接在後。

一個個節日接踵而來，使我的減重進度停滯不前。身旁有太多令人垂涎欲滴的點心和一年只吃得到一次的美味佳餚，我抗拒不了慾望，沉溺在食物的美妙滋味裡。然而，這樣的放縱居然沒有讓我的體重增加。此時，我才體會到「定點理論」的好處。身體盡其所能地阻止體重下降，但也不希望體重上升，所以會自動調節，維持一定的體重。不得不說，我開始有點喜歡脂肪的把戲了。

一月來臨，我又開始勤奮健身，恢復間歇性斷食的作息（下午三點後不進食），一天慢跑三十至四十五分鐘，一天做高強度間歇訓練，每週如此輪替，偶爾還加上舉重以鍛鍊肌肉與刺激成長激素分泌。早餐吃一塊麵包與一些肉類，餓的話改吃能量棒；午餐吃沙拉、肌肉與全麥捲；下午喝些湯或吃中午剩下的沙拉。這是我一天的飲食，熱量不超過一千卡。

透過節食計畫，我的體重再度下降，只不過速度變得更慢了。此外，我的意志也開始動搖，似乎在節日過後更常出現放棄的念頭。不成功便成仁的思考陷阱在向我招手，但我還是堅守原則，在每次失敗後原諒自己小小的失誤，繼續減重計畫。只是，脂肪也同時變得更加狡詐。我不認為自己又陷入「溜溜球減重」的惡性循環，但顯然反覆無常的飲食行為讓脂肪有機可乘，利用我的這項弱點鞏固地盤。更糟的是，運動與間歇性斷食的成效也不如以往，我的代謝功能彷彿變得更遲緩，肌肉在運動時燃燒熱量的效率也變差。糟了，難道這就是肆意吃喝的下場？

除此之外，我還有運動傷害，每次跑步大腿內側的拉傷處都會隱隱作痛，提醒自己不是二十出頭的年輕人了。呵，我真應該為此感謝自己的身體。現在傷勢變得更嚴重，光是走路就會痛，但我仍舊不認輸，改以橢圓機健身，並藉由高強度間歇訓練來保持身體的攝氧量。然而，從一月到二月中，體重毫無動靜。我沮喪但不放棄，決意堅持到底。

到了二月的第三週，終於瘦了一公斤，體重又開始變化了。雖然如此，整個月我還是只瘦了這麼一點，可見脂肪真的很難纏。我看起來狀態很好，整整瘦了將近八公斤。該就這麼喊停嗎？不，我還想再瘦五公斤。我提高賭注，再減少澱粉攝取量。我說胰島素呀，感謝你一直以來這麼有效率地清除血液裡的三酸甘油酯與多餘的養分，現在我需要你停止將所有多餘熱量存入脂肪。除了沙拉餐後固定一小份的澱粉類食物，我將有一陣子完全不吃會刺激胰島素的食物，不再多吃三明治，也不再偷吃鬆餅或餅乾。我也把斷食的時間拉長為十九個小時，只在早上十點到下午三點之間進食，並且勤奮健身以利最後衝刺。

透過這項計畫，我感覺體內的荷爾蒙逐漸回升。我的體力更好、心情更開朗，性慾也比過去幾年高，想必是雄激素的關係。而且，我運動後似乎也不比之前來得疲累，恢復時間變得更快了，我想這應該是成長激素的影響。我有更好的肌肉組成，也變得更強壯。唯一的壞處是做這些事太耗時，也常令我牽掛著美食。

過了一陣子，我身上的脂肪再度屈服，速度極為緩慢。照這樣看來，我再過一星期就能再瘦下〇・三公斤。

多數人聽到我的減重計畫都覺得我瘋了。有人跟我說，我的身體處於飢餓模式，會克制熱量的消耗，所以體重才一直減不下來；也有人說我吃太多澱粉了；還有人認為我在說謊，不相信有人吃這麼少還不會瘦。我聽過各式各樣的評論，已不想再聽從那些自以為是的意見。我試過別人建議的每種減重方法，但沒有一項有效。現在，我要用自己的方式瘦身。

對了，如果你覺得我的節食計畫太瘋狂，不妨了解一下媒體上的模特兒和女演員如何維持大眾奉為圭臬的纖瘦身材。

娜塔莉亞・沃迪亞諾娃（Natalia Vodianova）與琪拉・季赫佳爾（Kira Dikhtyar）等模特兒，以及派翠西亞・希頓（Patricia Heaton）、瑪莎・歌絲（Marcia Cross）與馬修・麥康納（Matthew McConaughey）等演員，都曾透露他們或同業為了在鏡頭前保持精瘦身材而採取的極端瘦身方式。有些人會挨餓數天，只用棉花球沾點果汁來止飢（這肯定會對腸道裡的微生物造成劇烈影響！），還吃瀉藥減肥；有些則是一天吃不超過五百卡的熱量。派翠西亞・希頓曾在五十一歲受訪時表示，自己的減肥方式是每天不吃東西，只喝三瓶水。某些模特兒甚至吸食毒品來維持身材。相較於這些偶像為了苗條身材而使出的手段，我每天只吃一千卡熱量並搭配間歇性斷食彷彿顯得太過放縱了。雖然如此，我還是乖乖順著自己的方式就好。

我又度過了三個月忍受飢餓、勤奮運動與謹守作息的日子，我想這種生活就連做事一絲不苟的德國工程師也會為我感到驕傲。你猜如何？到了夏天，我終於達成最後的五公斤目標，宣告勝利。我身上的脂肪縮減了部分疆土，於是我又穿得下緊身牛仔褲了。抗戰過程中，我的意志受到很大的挑戰，但一切都苦盡甘來。而且，我的脂肪似乎比以前安分，不再讓我時時刻刻都感到飢餓，即使我偶爾貪吃，也能比以前更快地瘦回來。我的身體也變了，變得更能耐得住整晚的斷食，我還會在傍晚五點進入斷食期之際有一股平靜的感覺，彷彿身體已做好準備。現在，我晚上甚至不會想進食，雖然睡前仍會想吃特定的食物，但食慾不如以往強烈。我已能適應節食所帶來的痛苦。

執行節食計畫之初，我非常痛恨運動，它在我眼中純粹是項義務。如今，要是我好幾天沒運動，身體就會焦躁難耐，渴望恢復原本的作息，彷彿已適應新的生活。至於脂肪，隨著它在我體內的作用減弱，也變得越來越規矩，我的體重變化也趨於穩定。

即便如此，這個得來不易的成功並沒有騙倒我。我知道脂肪只是退居蟄伏狀態，待我過於放縱時再伺機攻占領地。若想繼續維持體重，我絕不能就此中斷節食計畫。我會與美國國家體重控制登記中心的成員一樣，持續仔細地記錄飲食，隨時注意熱量。另外，雖然我打算把進食時間調回七小時，但也會繼續實行少量飲食與大量運動，比多數中年人更努力地維持身材。這麼做是為了順從身體所需，但我樂在其中。我與脂肪和平共處，互敬互重。

祝福那些正在奮力抵抗脂肪的人們，但願你們不只擁有堅定的決心與力量，也能抱著開放的態度認識脂肪。基於各種原因，你們也許比同儕來得纖瘦或臃腫。貪吃只是導致肥胖的可疑因素之一，讀了本書後，你會知道基因、細菌、性別、年齡、遺傳、荷爾蒙與減肥史等都是影響減重難易的變數。如果過多的脂肪已在你的身上駐留超過一年，那麼操控生理因素以達成減重將會是一項浩大工程。

不用害怕，只要全力以赴，總有成功的一天。我，以及所有成功減重的夥伴都是以強大意志戰勝脂肪的證明。召喚你的熱情、鬥志、憤怒、怨恨及其他所有內心深處的情緒，與脂肪一決高下。它是個老謀深算的騙子，你必須使出所有心理武器才有贏的勝算。

同時，也不要忘了學著愛惜與尊重脂肪。脂肪累積過多時也許會變得有點目中無人，但對於人體依舊扮演著不可或缺的角色。一旦處於適度範圍與適當部位，脂肪便會對你唯命是從，助你常保健康。

13 脂肪的未來

自二十一世紀初高布利、里敦伯格及舍恩海默等科學家率先分析脂肪分子的特性以來，人類得到許多關於脂肪的知識。繼如此突破性的進展之後，誰知道未來還會有哪些驚人發現？現今科學研究已讓我們了解到，脂肪的威力超乎想像。

近期研究顯示，脂肪組織是幹細胞的倉庫，而這些宛如變色龍的細胞能夠轉變為神經、肌肉、骨骼與脂肪。幹細胞的存在是為了確保人體可在必要時生成最重要的組織，而令人意外的是，脂肪也參與其中。它不只可由幹細胞製造，也能儲存幹細胞。

脂肪具有幹細胞的事實令學者們感到震驚。長久以來的科學觀念已知，胎兒體內具有幹細胞以製造發育所需的身體組織，成人的骨髓也有少量的多功能幹細胞。二〇〇一年，加州大學洛杉磯分校學者派翠西亞・朱克（Patricia Zuk）與實驗團隊研究從抽脂手術患者的腰臀與胃部抽出脂肪，從中發現了脂肪幹細胞（adipose derived stem cells, ASCs）。不到〇・三公斤的脂肪就可釋出五千萬至一億個幹細胞。朱克表示：「大部分的人都認為脂肪沒用，但我們發現它其實包含了非常重要的細胞，這些細胞可以製造許多人體組織。」她接著說：「這是前所未見的研究發現，引起媒體高度關注。大家都很驚訝脂肪竟然也有修復功能。」

脂肪幹細胞存在於脂肪中再合理不過了，它可讓脂肪廣泛散布於身體各部位，在必要時取代重要組織。脂肪幹細胞一旦形成，便可因應人體需求重新製造軟組織，生成骨骼、肌肉及軟骨。脂肪，如此一個飽受憎恨的器官，原來肩負著修復傷口的重要功能，甚至還能生成替代組織以治療癌症。

自二〇〇一年朱克提出發現後，科學界便持續探索脂肪幹細胞的潛能。二〇〇四年，史蒂芬·蘭德克爾（Stefan Lendeckel）博士利用脂肪幹細胞修復一名七歲女童嚴重受創的頭骨。數年後，美國德州大學安德森癌症中心（MD Anderson in Texas）埃克哈德·艾爾特（Eckhard Alt）博士對罹患心臟病的豬隻進行脂肪幹細胞移植實驗，僅僅八週，接受幹細胞移植的豬隻的心臟功能，就比未接受移植的豬隻還要好。此外，不斷有研究顯示脂肪幹細胞還可修復皮膚創傷，如中國學者曾分別對患有糖尿病及正常老鼠進行脂肪幹細胞移植實驗，發現這些幹細胞可分泌無數有助重建皮膚的生長因子，大幅提高傷口痊癒的速度。

美國前德州州長里克・佩里（Rick Perry）曾於二〇一一年公開表示，自己正在接受脂肪幹細胞治療以舒緩背痛，從自體脂肪抽取脂肪幹細胞後移至實驗室培養，接著再注回體內。據幕僚表示，里克對於手術成果與復原速度非常滿意。然而，這種療法當時尚未通過美國食品與藥物管理局核准，因此引發極大爭議。

不出所料，如今脂肪幹細胞也用於整形手術。佛羅里達州整形醫師與醫美診所創辦人雪倫・麥奎蘭（Sharon McQuillan）接受《邁阿密先驅報》（*Miami Herald*）訪問時表示：「現在已能透過在臉部肌肉注入新生脂肪來撫平魚尾紋。」他曾替六十三歲的唐娜・阿諾德（Donna Arnold）進行醫美手術，將她腰部的脂肪抽出後再注入臉部的數個部位。阿諾德透露：「我臉上的皺紋都不見了，讓我感覺更健康也更有自信。現在我每天都會運動，也更注意自己的健康。」

脂肪移植不是轉移脂肪就可一勞永逸，效果會隨著時間慢慢流逝。不過根據研究，脂肪幹細胞的適應力比脂肪更強，還可分泌大量的必要生長因子，幫助延長移植的效果。

除了提供幹細胞之外，脂肪還具備許多其他功用，例如棕色脂肪便可用於減少壞脂肪。波士頓喬斯林糖尿病中心研究員克莉絲汀・史丹佛（Kristin Stanford）將某隻小鼠的棕色脂肪移植到體重過重的小鼠腹腔內，另外一群小鼠則移植白色脂肪以供對比，並給兩組小鼠吃同樣的食物。過了十二週後，她發現移植棕色脂肪的小鼠對胰島素比較有反應，不只體重比對照組更輕，燃燒的熱量也較多。史丹佛說：「這項研究進一步證明了棕色脂肪組織（brown adipose tissue, BAT）是個舉足輕重的代謝器官，未來可望用於治療糖尿病、代謝障礙與胰島素阻抗等肥胖疾病。」

近幾年來，甚至有學者致力於結合幹細胞與棕色脂肪。澳洲雪梨嘉文醫學研究所（Garvan Institute）內分泌學家李保羅（Paul Lee）長期致力於將脂肪幹細胞轉變為棕色脂肪的研究。他與研究同仁已成功將人體的棕色脂肪抽出體外獨立培養，因此未來也許能將棕色脂肪重新注入體內以燃燒白色脂肪。李博士表示：「目前已知幾乎每個人多少都有一些棕色脂肪。在適當的條件下，也許可以刺激人體內的棕色脂肪生長。或者，我們可以抽取人體的棕色脂肪細胞並放在實驗室裡培養，之後再將棕色細胞注入身體。」培養棕色脂肪來消除白色脂肪的作法在一般人聽來也許不著邊際，但在科學家眼中卻是指日可待。

此外，他們也試圖以自然的方式培養棕色脂肪。李博士在一項實驗中讓受試者暴露在低溫下直到開始發抖，並觀察到他們體內的鳶尾素（肌肉產生的蛋白質）與FGF21

（由棕色脂肪分泌的蛋白質）含量均大幅增加。根據研究，這兩項蛋白質在實驗室的環境中培養六天後，可互相結合並將白色脂肪轉換成棕色脂肪。研究中的受試者處於低溫環境中持續發抖十至十五分鐘後，身體會分泌大量鳶尾素，效果相當於做一小時的適度運動。李博士表示：「我們推測運動與發抖的效果類似，過程中肌肉都會收縮，因此也許可透過在寒冷環境中發抖來模擬身體運動所分泌的鳶尾素含量。」這麼說來，你想打網球一小時，還是在冷水中游泳十分鐘？

減重不是一個人的事

近代的脂肪研究加深了脂肪與大腦、骨骼、免疫系統、荷爾蒙、基因、微生物甚至幹細胞等均會交互影響的觀念，隨著科學發展日新月異，未來可能會有更多令人驚奇的發現。

儘管人類獲得了無數振奮人心的新知識，對於肥胖族群的觀感仍然沒有太大改變。肥胖者一如既往遭受他人批判眼光，被貼上不負責任、軟弱和貪吃的標籤。一般人依舊不明白減重有多困難，只會建議他們少吃、多運動，無視科學研究提出脂肪自我捍衛的各種機制。

現今，減重醫生大多具備同理心，會向病患仔細說明肥胖的危險性，提供減少熱量攝取的明確建議，並且幫助他們執行減重計畫。但是，若只靠一次性的指導，可能永遠都無法達成有效持久的減重效果。

糖尿病與肥胖症一樣，也曾經歷治療不受重視的階段，直到醫學界發現其中的複雜因素。在一九二二年發現胰島素之前，糖尿病無藥可醫，出現尿液中含有高糖分等症狀的病患若未接受適當治療，便會緩慢步入死亡。二十世紀初，身為醫師與學者的佛雷德里克．艾倫（Frederick Allen）率先提出糖尿病不只是高血糖疾病，也是代謝失調症。他發明了一套飢餓療法，對糖尿病患實行以蛋白質與脂肪為主、極少量澱粉為輔的低熱量飲食。不少病患遵從此計畫，順利延長了數年壽命。

此後，糖尿病的治療有了大幅改善。醫院針對糖尿病患者組成了專門的醫療團隊，成員包含主治醫師、內分泌科醫師、營養師、眼科醫師、足科醫師與牙醫師，負責治療伴隨糖尿病的各種症狀。當然，患者還是必須自己照顧好身體，不過他們身旁多了一群可尋求諮詢與協助的專業醫師。

目前肥胖治療的領域仍處於早期發展階段，或許有朝一日也會像今日的糖尿病治療一樣，獲得各界的高度重視與合作。

有鑑於日益攀升的肥胖率逐漸提高醫療照護成本，有關當局也開始對脂肪抱持不同態度。二〇一三年，美國國會擬定「肥胖治療與減少法案」（Treat and Reduce Obesity Act），補助醫師及非醫療執業人員進行肥胖行為治療，而相關的藥物治療也可獲得聯邦醫療保險（Medicare）的保障。同年，美國醫學協會（American Medical Association）也將肥胖列入需要醫療介入的疾病名單。協會成員派翠斯・哈里斯（Patrice Harris）表示：「美國人平均約三人就有一人達到肥胖標準，這項認定將有助醫學界處理這個棘手的問題。」這同時也為肥胖相關治療帶來更多補助的機會。

這些政策實屬好消息，但仍舊無法在第一時間預防肥胖。比起減肥，維持體重容易太多了。即使政府頒布新政策，大部分的肥胖醫療保險依然只限ＢＭＩ值高於三十五的極度肥胖族群投保，因此許多肥胖患者必須增重才能符合保險資格，但等他們達到保險標準時，身上的脂肪早已占地為王，導致減肥的難度更高。若此時才接受治療，不僅費用昂貴、風險更高，長期的成功率也更不穩定。

因此，我們應該防患於未然。某些人也可尋求營養師或減重教練的協助，維持體重並避免發胖，尤其是家族有肥胖遺傳等肥胖高風險者。我們遲早都會意識到脂肪的重要性，這麼做將能為往後省去許多成本與麻煩。

努力控制體重，多餘脂肪是否就不會找上身？脂肪是否會成為另一種身體組織，如同肌肉或骨骼？很難想像脂肪會有不受關注與厭惡的一天。或許有天脂肪會憑藉其良善與邪惡之處備受尊敬，而人類為了控制它所做的努力與開創性研究也將齊頭並進。

謝辭

撰寫《脂肪的祕密生命》著實不易，過程中許多人都提供了私人與專業的寶貴意見。

首先且最重要的，我要感謝我的丈夫，他是第一個支持這本書、相信我有能力寫作此書的人。親愛的，謝謝你不斷鼓勵我，還穩當處理生活中的大小事，讓我有充裕時間研究與寫作，毫無後顧之憂。如果沒有你的幫忙，我無法完成這本書。

再來，我想感謝經紀人理查．派因（Richard Pine），他是文學界第一個對本書給予信心的人。理查，我到現在還留著你寄給我的第一封信，上頭寫的「我們合作吧！」這句話改變了一切，很高興在寫作過程中有你這麼一位良師與知己。另外也要感謝出版代理商因克威爾（Inkwell）所有工作人員，包含伊莉莎．羅斯坦（Eliza Rothstein）、琳賽．布萊辛（Lyndsey Blessing）及威廉．卡拉漢（William Callahan）。

本書由諾頓出版社（W. W. Norton）的湯姆．梅爾（Tom Mayer）負責編輯，他為了讓這本書盡善盡美，投入了極大的心力，我很幸運能遇到如此用心的編輯。此外，我也要謝謝諾頓出版社的其他人員，包含萊恩・哈靈頓（Ryan Harrington）、梅莉黛・麥金尼斯（Meredith McGinnis）、艾琳・洛維特・辛內斯基（Erin Lovett Sinesky）、莎拉・波林（Sarah Bolling）、比爾・菲利普斯（Bill Phillips）、大衛・畢耶爾（David Beier）、爾希特・帕瑞克（Ursheet Parikh）與蘿拉・漢彌爾（Laura Hamill）。羅伯茲家族（the Roberts）也在編輯和行銷方面提供了精闢建議。與你們合作令我獲益良多，相信這對我未來的作品也將大有助益。

回到私人方面，我真的必須感謝兩個可愛的女兒，這幾年我為了寫這本書經常埋首案牘，但她們總是耐心地等待。希望有一天你們有機會讀這本書，見證你們犧牲的成果。現在，我終於可以好好陪伴你們了。

當然，我也感謝所有接受訪問的科學家、醫師與病患，謝謝你們大方分享故事，讓本書能有如此切身、豐富且真實的內容。我在校稿與編輯的過程中也收到許多人提出的珍貴建議，本書的資訊因此得以更加精確，也增添許多實用的訊息與可靠的參考來源。衷心感謝所有為脂肪研究貢獻一己之力的人士，你們的付出對這個世界意義非凡。

參考書目

序言　緊身牛仔褲

Monica Rizzo, "Countdown to Glam!," *People*, March 3, 2008.

Valerie Bertinelli, *Losing It: And Gaining My Life Back One Pound at a Time* (New York: Atria Books, 2008.

引言　我們對於脂肪的觀感正在改變

Barbara Walters interview with Newt Gingrich on *The 10 Most Fascinating People of 1995*, ABC.

U.S. Department of Homeland Security, *Budget-in-Brief: Fiscal Year 2014*.

The U.S. Weight Loss Market: 2014 Status Report & Forecast, Marketdata Enterprises Inc.

"Ad Buyers Bulk Up Spending as Consumers Diet," http://blog.nielsen.com/nielsenwire/consumer/ad-buyers-bulk-up-spending-as-consumers-diet, January 13, 2009.

"Adult Obesity Facts," Centers for Disease Control and Prevention, http://www.cdc.gov/obesity/data/adult.html.

"Half of Germans Are Obese and Overweight," http://www.gallup.com/poll/150359/half-germans-obese-overweight.aspx, October 27, 2011.

"A Quarter of Germany Is Obese: Experts," *The Local*, August 7, 2013, http://www.thelocal.de/20130807/51259.

"Obesity Update: June 2014," Organisation for Economic Co-operation and Development, http://www.oecd.org/health/obesity-update.htm.

Peter Stearns, *Fat History: Bodies and Beauty in the Modern West*, 2nd ed. (New York: NYU Press, 2002).

Thomas Cation Duncan, *How To Be Plump: Or Talks On Physiological Feeding (1878)* (Whitefish, MT: Kessinger Publishing, 2010).

Elena Levy-Navarro, ed., *Historicizing Fat in Anglo-American Culture* (Columbus: The Ohio State University Press, 2010).

Lois W. Banner, *American Beauty: A Social History . . . Through Two Centuries of the American Idea, Ideal, and Image of the Beautiful Woman* (New York: Alfred A. Knopf, 1983).
Hillel Schwartz, *Never Satisfied: A Cultural History of Diets Fantasies and Fat* (New York: The Free Press, 1986).
J. L. Hargrove, "Does the History of Food Energy Units Suggest a Solution to 'Calorie Confusion'?," *Nutrition Journal* 6, no. 44 (2007): 1–11.
———, "History of the Calorie in Nutrition," *Journal of Nutrition* 136, no. 12 (December 2006): 2957–61.
Jim Painter, "How Do Food Manufacturers Calculate the Calorie Count of Packaged Foods?," *Scientific American*, July 31, 2006.
W. C. Cutting, D. A. Rytand, and M. L. Tainter, "Relationship Between Blood Cholesterol and Increased Metabolism from Dinitrophenol and Thyroid1," *Jounal of Clinical Investigation* 13, no. 4 (July 1, 1934): 547–52.
"Woman Died After Accidental Overdose of Highly Toxic Diet Pills," *The Guardian*, July 23, 2015.
Barbara Walters interview with Oprah Winfrey on *The 10 Most Fascinating People of 2014*, ABC.

第一章　脂肪的功用超乎想像

Asim Kurjak and Frank A. Chervenak, eds., *Textbook of Perinatal Medicine*, 2nd ed. (Boca Raton, FL: CRC Press, 2006), p. 6.
C. M. Poissonnet, A. R. Burdi, and S. M. Garn, "The Chronology of Adipose Tissue Appearance and Distribution in the Human Fetus," *Early Human Development* 10, nos. 1–2 (September 1984): 1–11.
D. Haslam, "Obesity: A Medical History," *Obesity Reviews* 8, no. S1 (2007): 31–36.
A. Hassall, "Observations on the Development of the Fat Vesicle." *Lancet* (1849): 163–64.
G. Frühbeck, J. Gómez-Ambrosi, F. J. Muruzábal, and M. A. Burrell, "The Adipocyte: A Model for Integration of Endocrine and Metabolic Signaling in Energy Metabolism Regulation," *American Journal of Physiology—Endocrinology and Metabolism* 280, no. 6 (June 2001): E827–47, p. E828 first paragraph.
K. J. Ellis, "Human Body Composition: In Vivo Methods," *Physiological Reviews* 80, no. 2 (April 2000): 649–80.
R. Schoenheimer and D. Rittenberg, "Deuterium as an Indicator in the Study of Intermediary Metabolism: VI. Synthesis and Destruction of Fatty Acids in the Organism," *Journal of Biological Chemistry* 114 (1936): 381–96.
B. Shapiro and E. Wertheimer, "The Synthesis of Fatty Acids in Adipose Tissue in Vitro," *Journal of Biological Chemistry* 173 (1948): 725–28.
Rexford Ahima, *Metabolic Basis of Obesity* (New York: Springer Science and Business Media, 2011).
E. A. Oral et al., "Leptin-Replacement Therapy for Lipodystrophy," *New England Journal of Medicine* 346, no. 8 (February 21, 2002): 573.
"Cold Exposure Prompts Body to Convert White Fat to Calorie-burning Beige Fat," Endocrine Society, https://www.endocrine.org/news-room/press-release-

archives/2014/cold-exposure-prompts-body-to-convert-white-fat-to-calorie-burning-beige-fat.

M. Harms and P. Seale, "Brown and Beige Fat: Development, Function and Therapeutic Potential," *Nature Medicine* 19 (October 2013): 1252–63.

R. Padidela et al., "Severe Resistance to Weight Gain, Lack of Stored Triglycerides in Adipose Tissue, Hypoglycaemia, and Increased Energy Expenditure: A Novel Disorder of Energy Homeostasis" *Hormone Research In Pædiatrics* 77, no. 4 (April 2012): 261–68.

E. Overton, "The Probable Origin and Physiological Significance of Cellular Osmotic Properties," *Vierteljahrschrift der Naturforschende Gesselschaft* (Zurich) 44, (1899): 88–135. Trans. R. B. Park, in *Biological Membrane Structure*, ed. D. Branton and R. B. Park (Boston: Little, Brown & Co., 1968), pp. 45–52.

M. Edidin, "Lipids on the Frontier: A Century of Cell-Membrane Bilayers," *Nature Reviews Molecular Cell Biology* 4, no. 5 (May 2003): 414–18.

Pierre Morell and Richard H. Quarles, "Characteristic Composition of Myelin," in *Basic Neurochemistry: Molecular, Cellular and Medical Aspects*, 6th ed., ed. G. J. Siegel, B. W. Agranoff, R. W. Albers, et al. (Philadelphia: Lippincott-Raven, 1999).

"Essential Fatty Acids: The Work of George and Mildred Burr," *The Journal of Biological Chemistry* 287, no. 42, (October 12, 2012): 35439–41.

第二章　脂肪會說話

C. T. Montague et al., "Congenital Leptin Deficiency Is Associated with Severe Early-Onset Obesity in Humans," *Nature* 387, no. 6636 (June 26, 1997): 903–8.

Coleman quote taken from: D. L. Coleman, "A Historical Perspective on Leptin," *Nature Medicine* 16, no. 10 (October 2010): 1097–99.

A. M. Ingalls, M. M. Dickie, and G. D. Snell, "Obese, a New Mutation in the House Mouse," *Journal of Heredity* 41 (1950): 317–18.

D. L. Coleman, "Effects of Parabiosis of Obese with Diabetes and Normal Mice," *Diabetologia* 9 (1973): 294–98.

Y. Zhang et al., "Positional Cloning of the Mouse Obese Gene and Its Human Homologue," *Nature* 372 (1994): 425–32. (Erratum, *Nature* 374 [1995]: 479.)

J. L. Halaas et al., "Weight-Reducing Effects of the Plasma Protein Encoded by the Obese Gene," *Science* 269 (1995): 543–46.

S. Farooqi et al., "Effects of Recombinant Leptin Therapy in a Child with Congenital Leptin Deficiency," New England Journal of Medicine 341, no. 12 (September 16, 1999): 879–84.

Robert Pool, *Fat: Fighting the Obesity Epidemic* (New York: Oxford University Press, 2001).

第三章　我們的生命全繫於脂肪

Quotes from Frisch are taken from interviews as well as from: Rose E. Frisch, *Female Fertility and the Body Fat Connection* (Chicago: University of Chicago Press, 2004).

Quotes from Dr. Lawrence Vincent are taken from: Rose E. Frisch, *Female Fertility and the Body Fat Connection* (Chicago: University of Chicago Press, 2004).

R. E. Frisch and R. Revelle, "Height and Weight at Menarche and a Hypothesis of Critical Body Weights and Adolescent Events," *Science* 169, no. 3943 (July 24, 1970): 397–99.

Pam Belluck, "Rose E. Frisch, Scientist Who Linked Body Fat to Fertility, Dies at 96," *New York Times*, February 11, 2015.

R. E. Frisch and J. W. McArthur, "Menstrual Cycles: Fatness as a Determinant of Minimum Weight for Height Necessary for Their Maintenance or Onset," *Science* 185, no. 4155 (September 13, 1974): 949–51.

R. E. Frisch, G. Wyshak, and L. Vincent, "Delayed Menarche and Amenorrhea in Ballet Dancers," *New England Journal of Medicine* 303, no. 1 (July 3, 1980): 17–19.

"Ballerinas and Female Athletes Share Quadruple Health Threats," *Science Daily*, May 31, 2009, reporting on research from Medical College of Wisconsin.

Susan Donaldson James, "Female Athletes Are Too Fit to Get Pregnant," *ABC News*, Sept. 2, 2010, http://abcnews.go.com/Health/Wellness/female-athletes-compromise-fertility-intense-training-dieting/story?id=11539684.

P. K. Siiteri, "Adipose Tissue as a Source of Hormones," American Journal of Clinical Nutrition 45, no. 1 (January 1987): 277–82.

F. F. Chehab et al., "Early Onset of Reproductive Function in Normal Female Mice Treated with Leptin," *Science* 275, no. 5296 (January 1997): 88–90.

W. H. Yu et al., "Role of Leptin in Hypothalamic–Pituitary Function," *Proceedings of the National Academy of Sciences of the United States of America* 94, no. 3 (February 4, 1997): 1023–28. (Erratum, *Proceedings* 94, no. 20 [September 30, 1997]: 11108.)

A. D. Strosberg and T. Issad, "The Involvement of Leptin in Humans Revealed by Mutations in Leptin and Leptin Receptor Genes," *Trends in Pharmacological Sciences* 20, no. 6 (June 1999): 227–30.

M. Ozata, I. C. Ozdemir, and J. Licinio, "Human Leptin Deficiency Caused by a Missense Mutation: Multiple Endocrine Defects, Decreased Sympathetic Tone, and Immune System Dysfunction Indicate New Targets for Leptin Action, Greater Central Than Peripheral Resistance to the Effects of Leptin, and Spontaneous Correction of Leptin-Mediated Defects," *Journal of Clinical Endocrinology and Metabolism* 84, no. 10 (October 1999): 3686–95.

R. E. Frisch, "Body Fat, Menarche, Fitness and Fertility," *Human Reproduction* 2, no. 6 (August 1987): 521–33.

A. Strobel et al., "A Leptin Missense Mutation Associated with Hypogonadism and Morbid Obesity," *Nature Genetics* 18, no. 3 (March 1998): 213–15.

J. Licinio et al., "Phenotypic Effects of Leptin Replacement on Morbid Obesity, Diabetes Mellitus, Hypogonadism, and Behavior in Leptin-Deficient Adults," *Proceedings of the National Academy of Sciences of the United States of America* 101, no. 13 (March 30, 2004): 4531–36.

M. F. Pittinger et al., "Multilineage Potential of Adult Human Mesenchymal Stem Cells," *Science* 284, no. 5411 (April 2, 1999): 143–47.

T. Schilling et al., "Plasticity in Adipogenesis and Osteogenesis of Human Mesenchymal Stem Cells," *Molecular and Cellular Endocrinology* 271, no. 1–2 (June 15, 2007): 1–17.

M. A. Bredella et al., "Increased Bone Marrow Fat in Anorexia Nervosa," *Journal of Clinical Endocrinology and Metabolism* 94, no. 6 (June 2009): 2129–36.

W. H. Cleland, C. R. Mendelson, and E. R. Simpson, "Effects of Aging and Obesity on Aromatase Activity of Human Adipose Cells," *Journal of Clinical Endocrinology and Metabolism* 60, no. 1 (January 1985): 174–77.

A. Sayers and J. H. Tobias, "Fat Mass Exerts a Greater Effect on Cortical Bone Mass in Girls Than Boys," *Journal of Clinical Endocrinology and Metabolism* 95, no. 2 (February 2010): 699–706.

J. Shao et al., "Bone Regulates Glucose Metabolism as an Endocrine Organ Through Osteocalcin," *International Journal of Endocrinology* 2015, Article ID 967673, 9 pages, 2015.

I. R. Reid et al., "Determinants of Total Body and Regional Bone Mineral Density in Normal Postmenopausal Women—A Key Role for Fat Mass," *Journal of Clinical Endocrinology and Metabolism* 75, no. 1 (July 1992): 45–51.

D. A. Bereiter and B. Jeanrenaud, "Altered Neuroanatomical Organization in the Central Nervous System of the Genetically Obese (ob/ob) Mouse," *Brain Research* 165, no. 2 (April 13, 1979): 249–60.

R. S. Ahima, C. Bjorbaek, S. Osei, and J. S. Flier, "Regulation of Neuronal and Glial Proteins by Leptin: Implications for Brain Development," *Endocrinology* 140, no. 6 (June 1999): 2755–62.

A. Joos et al., "Voxel-Based Morphometry in Eating Disorders: Correlation of Psychopathology with Grey Matter Volume," *Psychiatry Research* 182, no. 2 (May 30, 2010): 146–51.

R. A. Whitmer et al., "Central Obesity and Increased Risk of Dementia More Than Three Decades Later," *Neurology* 71, no. 14 (September 30, 2008): 1057–64.

S. Debette et al., "Visceral Fat is Associated with Lower Brain Volume in Healthy Middle-Aged Adults," *Annals of Neurology* 68, no. 2 (August 2010): 136–44.

K. J. Anstey et al., "Body Mass Index in Midlife and Late-Life as a Risk Factor for Dementia: A Meta-Analysis of Prospective Studies," *Obesity Reviews* 12, no. 5 (May 2011): e426–37.

N. Qizilbash et al., "BMI and Risk of Dementia in Two Million People over Two Decades: A Retrospective Cohort Study," *Lancet Diabetes & Endocrinology* 3, no. 6 (June 2015): 431–36.

Quotes from Judah Folkman and Rocío Sierra-Honigmann are taken from: M. Barinaga, "Leptin Sparks Blood Vessel Growth," *Science* 281, no. 5383 (September 11, 1998): 1582.

M. R. Sierra-Honigmann et al., "Biological Action of Leptin as an Angiogenic Factor," *Science* 281, no. 5383 (September 11, 1998): 1683–86.

R. Strumia, E. Varotti, E. Manzato, and M. Gualandi, "Skin Signs in Anorexia Nervosa," *Dermatology* 203, no. 4 (2001): 314–17.

R. Strumia, "Dermatologic Signs in Patients with Eating Disorders," *American Journal of Clinical Dermatology* 6, no. 3 (2005): 165–73.

P. Fernández-Riejos et al., "Role of Leptin in the Activation of Immune Cells," *Mediators of Inflammation* 2010 (2010), Article ID: 568343, 8 pages.

J. Cason et al., "Cell-Mediated Immunity in Anorexia Nervosa," *Clinical & Experimental Immunology* 64, no. 2 (May 1986): 370–75.

E. Polack et al., "Low Lymphocyte Interferon-Gamma Production and Variable Proliferative Response in Anorexia Nervosa Patients," *Journal of Clinical Immunology* 13, no. 6 (November 1993): 445–51.

A. F. Osman et al., "The Incremental Prognostic Importance of Body Fat Adjusted Peak Oxygen Consumption in Chronic Heart Failure," *Journal of the American College of Cardiology* 36, no. 7 (December 2000): 2126–31.

M. R. Carnethon, et al., "Association of Weight Status with Mortality in Adults with Incident Diabetes," *Journal of the American Medical Association* 308, no. 6 (August 8, 2012): 581–90.

C. E. Hastie, "Obesity Paradox in a Cohort of 4880 Consecutive Patients Undergoing Percutaneous Coronary Intervention," *European Heart Journal* 31, no. 2 (2010): 222–26.

Stuart MacDonald, "Fat heart patients 'live longer,'" *The Sunday Times*, January 30, 2010.

第四章　好脂肪也會變壞脂肪

G. S. Hotamisligil, N. S. Shargill, and B. M. Spiegelman, "Adipose Expression of Tumor Necrosis Factor-Alpha: Direct Role in Obesity-Linked Insulin Resistance," *Science* 259, no. 5091 (January 1, 1993): 87–91.

S. P. Weisberg et al., "Obesity Is Associated with Macrophage Accumulation in Adipose Tissue," *Journal of Clinical Investigation* 112, no. 12 (December 15, 2003): 1796–1808.

H. Xu et al., "Chronic Inflammation in Fat Plays a Crucial Role in the Development of Obesity-Related Insulin Resistance," *Journal of Clinical Investigation* 112, no. 12 (December 15, 2003): 1821–30.

Y. Matsuzawa, S. Fujioka, K. Tokunaga, and S. Tarui. "Classification of Obesity with Respect to Morbidity," *Proceedings of the Society for Experimental Biology and Medicine* 200, no. 2 (June 1992): 197–201.

Y. Matsiizawa et al., "Visceral Fat Accumulation and Cardiovascular Disease," *Obesity Research* 3, S5 (December 1995): 645S–47S.

C. A. Slentz et al., "Inactivity, Exercise, and Visceral Fat. STRRIDE: a Randomized, Controlled Study of Exercise Intensity and Amount," *Journal of Applied Physiology* 99, no. 4 (October 2005): 1613–18.

B. A. Irving et al., "Effect of Exercise Training Intensity on Abdominal Visceral Fat and Body Composition," *Medicine and Science in Sports and Exercise* 40, no. 11 (November 2008): 1863–72.

P. E. Scherer et al., "A Novel Serum Protein Similar to C1q, Produced Exclusively in Adipocytes," *Journal of Biological Chemistry* 270, no. 45 (November 10, 1995): 26746–49.

A. H. Berg et al., "The Adipocyte-Secreted Protein Acrp30 Enhances Hepatic Insulin Action," *Nature Medicine* 7, no. 8 (August 2001): 947–53.

W. L. Holland et al., "The Pleiotropic Actions of Adiponectin Are Initiated via Receptor-Mediated Activation of Ceramidase Activity," *Nature Medicine* 17, no. 1 (January 2011): 55–63.

第五章　脂肪如何堅守在你的身體裡

R. L. Leibel and J. Hirsch, "Diminished Energy Requirements in Reduced-Obese Patients," *Metabolism* 33, no. 2 (February 1984): 164–70.

M. Rosenbaum, J. Hirsch, D. A. Gallagher, and R. L. Leibel, "Long Term Persistence of Adaptive Thermogenesis in Subjects Who Have Maintained a Reduced Body Weight," *American Journal of Clinical Nutrition* 88, no. 4 (October 2008): 906–12.

M. Rosenbaum et al., "Low-Dose Leptin Reverses Skeletal Muscle, Autonomic and Neuroendocrine Adaptations to Maintenance of Reduced Weight," *Journal of Clinical Investigation* 115, no. 12 (December 2005): 3579–86.

M. Rosenbaum, J. Hirsch, E. Murphy, and R. L. Leibel, "Effects of Changes in Body Weight on Carbohydrate Metabolism, Catecholamine Excretion, and Thyroid Function," *American Journal of Clinical Nutrition* 71, no. 6 (June 2000): 1421–32.

M. Rosenbaum et al., "Low Dose Leptin Administration Reverses Effects of Sustained Weight Reduction on Energy Expenditure and Circulating Concentrations of Thyroid Hormones," *Journal of Endocrinology and Metabolism* 87, no. 5 (May 2002): 2391–94.

D. M. Thomas et al., "Why Do Individuals Not Lose More Weight from an Exercise Intervention at a Defined Dose? An Energy Balance Analysis," *Obesity Reviews* 13, no. 10 (October 2012): 835–47.

M. Rosenbaum et al., "Energy intake in weight reduced humans," *Brain Research* 1350 (September 2, 2010): 95–102.

M. Rosenbaum et al., "Leptin Reverses Weight Loss-Induced Changes in Regional Neural Activity Responses to Visual Food Stimuli," *Journal of Clinical Investigation* 118, no. 7 (July 2008): 2583–91.

P. Sumithran, et al., "Long-Term Persistence of Hormonal Adaptations to Weight Loss," *New England Journal of Medicine* 365, no. 17 (October 27, 2011): 1597–604.

The American Physiological Society Press Release, April 23, 2013, http://www.the-aps.org/mm/hp/Audiences/Public-Press/2013/14.html.

T. L. Hernandez et al., "Fat Redistribution Following Suction Lipectomy: Defense of Body Fat and Patterns of Restoration," *Obesity* 19, no. 7 (July 2011): 1388–95.

F. Benatti et al., "Liposuction Induces a Compensatory Increase of Visceral Fat Which Is Effectively Counteracted by Physical Activity: A Randomized Trial," *Journal of Clinical Endocrinology and Metabolism* 97, no. 7 (July 2012): 2388–95.

S. Taheri et al., "Short Sleep Duration Is Associated with Reduced Leptin, Elevated Ghrelin, and Increased Body Mass Index," *PLoS Medicine* 1, no. 3 (December 2004): e62, http://journals.plos.org/plosmedicine/article?id=10.1371/journal.pmed.0010062.

A. Everard and P. D. Cani, "Gut Microbiota and GLP-1," *Reviews in Endocrine and Metabolic Disorders* 15, no. 3 (September 2014): 189–96.

R. L. Batterham et al., "Critical Role for Peptide YY in Protein-Mediated Satiation and Body-Weight Regulation," *Cell Metabolism* 4, no. 3 (September 2006): 223–33.

Rexford Ahima, ed., *Metabolic Basis of Obesity* (New York: Springer-Verlag, 2011), pp. 110–12.

第六章　細菌與病毒：體積雖小，威力強大

N. V. Dhurandhar et al., "Transmissibility of Adenovirus-Induced Adiposity in a Chicken Model," *International Journal of Obesity* 25, no. 7 (July 2001): 990–96.

N. V. Dhurandhar et al., "Association of Adenovirus Infection with Human Obesity," *Obesity Research* 5, no. 5 (September 1997): 464–69.

R. L. Atkinson et al., "Human Adenovirus-36 Is Associated with Increased Body Weight and Paradoxical Reduction of Serum Lipids," *International Journal of Obesity* 29, no. 3 (March 2005): 281–86.

N. V. Dhurandhar et al., "Human Adenovirus Ad-36 Promotes Weight Gain in Male Rhesus and Marmoset Monkeys," *Journal of Nutrition* 132, no. 10 (October 2002): 3155–60.

M. Pasarica et al., "Adipogenic Human Adenovirus Ad-36 Induces Commitment, Differentiation, and Lipid Accumulation in Human Adipose-Derived Stem Cells," *Stem Cells* 26, no. 4 (April 2008): 969–78.

E. M. Laing et al., "Adenovirus 36, Adiposity, and Bone Strength in Late-Adolescent Females," *Journal of Bone and Mineral Research* 28, no. 3 (March 2013): 489–96.

W.-Y. Lin et al., "Long-Term Changes in Adiposity and Glycemic Control Are Associated with Past Adenovirus Infection," *Diabetes Care* 36, no. 3 (March 2013): 701–7.

J. D. Voss et al., "Adenovirus 36 Antibodies Associated with Clinical Diagnosis of Overweight/Obesity but Not BMI Gain: A Military Cohort Study," *Journal of Clinical Endocrinology and Metabolism* 99, no. 9 (September 2014): e1708–12.

F. Bäckhed et al., "The Gut Microbiota as an Environmental Factor That Regulates Fat Storage," *Proceedings of the National Academy of Sciences of the United States of America* 101, no. 44 (November 2, 2004): 15718–23.

V. Ridaura et al., "Cultured Gut Microbiota from Twins Discordant for Obesity Modulate Adiposity and Metabolic Phenotypes in Mice," *Science* 341, no. 6150 (September 6, 2013).

T. S. Stappenbeck, L. V. Hooper, and J. I. Gordon, "Developmental Regulation of Intestinal Angiogenesis by Indigenous Microbes via Paneth Cells," *Proceedings of the National Academy of Sciences of the United States of America* 99, no. 24 (November 26, 2002): 15451–55.

R. E. Ley, P. J. Turnbaugh, S. Klein, and J. I. Gordon, "Microbial Ecology: Human Gut Microbes Associated with Obesity," *Nature* 444 (December 21, 2006): 1022–23.

P. J. Turnbaugh et al., "An Obesity-Associated Gut Microbiome with Increased Capacity for Energy Harvest," *Nature* 444 (December 21, 2006): 1027–31.

P. J. Turnbaugh et al., "A core gut microbiome in obese and lean twins," *Nature* 457 (January 22, 2009): 480–84.

E. Le Chatelier et al., "Richness of human gut microbiome correlates with metabolic markers," *Nature* 500 (August 29, 2013): 541–46.

P. J. Turnbaugh, F. Bäckhed, L. Fulton, and J. I. Gordon, "Diet-Induced Obesity Is Linked to Marked but Reversible Alterations in the Mouse Distal Gut Microbiome," *Cell Host Microbe* 3, no. 4 (April 17, 2008): 213–23.

A. Everard and P. D. Cani, "Gut Microbiota and GLP-1," *Reviews in Endocrine and Metabolic Disorders* 15, no. 3 (September 2014): 189–96.

E. van Nood et al., "Duodenal Infusion of Donor Feces for Recurrent *Clostridium Difficile*," *New England Journal of Medicine* 368, no. 5 (January 31, 2013): 407–15.

第七章　都是我爸媽的錯——肥胖基因

E. Ravussin et al., "Effects of a Traditional Lifestyle on Obesity in Pima Indians," *Diabetes Care* 17, no. 9 (September 1994): 1067–74.

L. O. Schulz et al., "Effects of Traditional and Western Environments on Prevalence of Type 2 Diabetes in Pima Indians in Mexico and the U.S.," *Diabetes Care* 29, no. 8 (August 2006): 1866–71.

Robert Pool, *Fat: Fighting the Obesity Epidemic* (New York: Oxford University Press, 2001).

L. Pérusse et al., "Familial Aggregation of Abdominal Visceral Fat Level: Results from the Quebec Family Study," *Metabolism* 45, no. 3 (March 1996): 378–82.

C. Bouchard et al., "The Response to Exercise with Constant Energy Intake in Identical Twins," *Obesity Research* 2, no. 5 (September 1994): 400–410.

C. Bouchard et al., "Response to Long Term Overfeeding in Twins," *New England Journal of Medicine* 322, no. 21 (May 24, 1990): 1477–82.

C. Bouchard et al., "Genetic Effect in Resting and Exercise Metabolic Rates," *Metabolism* 38, no. 4 (April 1989): 364–70.

A. Tremblay, J. A. Simoneau, and C. Bouchard, "Impact of Exercise Intensity on Body Fatness and Skeletal Muscle Metabolism," *Metabolism* 43, no. 7 (July 1994): 814–18.

J. E. Cecil et al., "An Obesity-Associated FTO Gene Variant and Increased Energy Intake in Children," *New England Journal of Medicine* 359, no. 24 (December 11, 2008): 2558–66.

M. Claussnitzer et al., "FTO Obesity Variant Circuitry and Adipocyte Browning in Humans," *New England Journal of Medicine* 373, no. 10 (September 3, 2015): 895–907.

T. O. Kilpeläinen et al., "Genetic Variation near IRS1 Associates with Reduced Adiposity and an Impaired Metabolic Profile," *Nature Genetics* 43, no. 8 (June 26, 2011): 753–60.

T. O. Kilpeläinen et al., "Physical Activity Attenuates the Influence of FTO Variants on Obesity Risk: A Meta-Analysis of 218,166 Adults and 19,268 Children," *PLoS Medicine* 8, no. 11 (November 2011): E1001116, http://journals.plos.org/plosmedicine/article?id=10.1371/journal.pmed.1001116.

第八章　我是女人，所以我有脂肪

G. Rodríguez et al., "Gender Differences in Newborn Subcutaneous Fat Distribution," *European Journal of Pediatrics* 163, no. 8 (August 2004): 457–61.

W. W. K. Koo, J. C. Walters, and E. M. Hockman, "Body Composition in Human Infants at Birth and Postnatally," *Journal of Nutrition* 130, no. 9 (September 2000): 2188–94.

C. P. Hawkes, et al., "Gender- and Gestational Age-Specific Body Fat Percentage at Birth," *Pediatrics* 128, no. 3 (September 2011): e645–51.

J. Rigo et al., "Reference Values of Body Composition Obtained by Dual Energy

X-Ray Absorptiometry in Preterm and Term Neonates," *Journal of Pediatric Gastroenterology and Nutrition* 27, no. 2 (August 1998): 184–90.

A. J. O'Sullivan, "Does Oestrogen Allow Women to Store Fat More Efficiently? A Biological Advantage for Fertility and Gestation," *Obesity Reviews* 10, no. 2 (March 2009): 168–77.

W. C. Chumlea et al., "Body Composition Estimates from NHANES III Bioelectrical Impedance Data," *International Journal of Obesity and Related Metabolic Disorders* 26, no. 12 (December 2002): 1596–1609.

L. Davidsen, B. Vistisen, and A. Astrup, "Impact of the Menstrual Cycle on Determinants of Energy Balance: A Putative Role in Weight Loss Attempts," *International Journal of Obesity* 31, no. 12 (December 2007): 1777–85.

A. J. O'Sullivan, A. Martin, and M. A. Brown, "Efficient Fat Storage in Premenopausal Women and in Early Pregnancy: A Role for Estrogen," *Journal of Clinical Endocrinology and Metabolism* 86, no. 10 (October 2001): 4951–56.

B. N. Wu and A. J. O'Sullivan, "Sex Differences in Energy Metabolism Need to Be Considered with Lifestyle Modifications in Humans," *Journal of Nutrition and Metabolism* 2011 (2011), article ID: 391809.

G. N. Wade and J. M. Gray, "Gonadal Effects on Food Intake and Adiposity: A Metabolic Hypothesis," *Physiology and Behavior* 22, no. 3 (March 1979): 583–93.

L. E. Kopp-Hoolihan, M. D. van Loan, W. W. Wong, and J. C. King, "Longitudinal Assessment of Energy Balance in Well-Nourished, Pregnant Women," *American Journal of Clinical Nutrition* 69, no. 4 (April 1999): 697–704.

O. Koren et al., "Host Remodeling of the Gut Microbiome and Metabolic Changes During Pregnancy," *Cell* 150, no. 3 (August 3, 2012): 470–80.

P. Deurenberg, M. Deurenberg-Yap, and S. Guricci, "Asians Are Different from Caucasians and from Each Other in Their Body Mass Index/Body Fat Per Cent Relationship," *Obesity Reviews* 3, no. 3 (August 2002): 141–46.

P. T. Katzmarzyk et al., "Racial Differences in Abdominal Depot-Specific Adiposity in White and African American Adults," *American Journal of Clinical Nutrition* 91, no. 1 (January 2010): 7–15.

S. Nielsen et al., "Energy Expenditure, Sex, and Endogenous Fuel Availability in Humans," *Journal of Clinical Investigation* 111, no. 7 (April 2003): 981–88.

L. A. Anderson, P. G. McTernan, A. H. Barnett, and S. Kumar, "The Effects of Androgens and Estrogens on Preadipocyte Proliferation in Human Adipose Tissue: Influence of Gender and Site," *Journal of Clinical Endocrinology and Metabolism* 86, no. 10 (October 2001): 5045–51.

M. L. Power and J. Schulkin, "Sex Differences in Fat Storage, Fat Metabolism, and the Health Risks from Obesity: Possible Evolutionary Origins," *British Journal of Nutrition* 99, no. 5 (May 2008): 931–40.

E. J. Giltay and L. J. G. Gooren, "Effects of Sex Steroid Deprivation/Administration on Hair Growth and Skin Sebum Production in Transsexual, Males and Females," *Journal of Clinical Endocrinology and Metabolism* 85, no. 8 (August 2000): 2913–21.

J. M. H. Elbers et al., "Effects of Sex Steroids on Components of the Insulin Resistance Syndrome in Transsexual Subjects," *Clinical Endocrinology* 58, no. 5 (May 2003): 562–71.

M. J. Toth, A. Tchernof, C. K. Sites, and E. T. Poehlman, "Menopause-Related Changes in Body Fat Distribution," *Annals of the New York Academy of Sciences* 904 (May 2000): 502–6.

S. M. Byrne, Z. Cooper, and C. G. Fairburn, "Psychological Predictors of Weight Regain in Obesity," *Behaviour Research and Therapy* 42, no. 11 (November 2004): 1341–56.

第九章　脂肪懂得傾聽

J. P. McNamara, "Role and Regulation of Metabolism in Adipose Tissue During Lactation," *Journal of Nutritional Biochemistry* 6, no. 3 (March 1995): 120–29.

M. Rebuffé-Scrive, et al., "Fat Cell Metabolism in Different Regions in Women: Effect of Mentrual Cycle, Pregnancy, and Lactation," *Journal of Clinical Investigation* 75, no. 6 (June 1985): 1973–76.

Gareth Williams and Gema Fruhbeck, eds., *Obesity: Science to Practice* (Hoboken, NJ: Wiley-Blackwell, 2009).

P. Cuatrecasas, "Interaction of Insulin with the Cell Membrane: The Primary Action of Insulin," *Proceedings of the National Academy of Sciences of the United States of America* 63, no. 2 (June 1969): 450–57.

———, "Insulin-Receptor Interactions in Adipose Tissue Cells: Direct Measurement and Properties," *Proceedings of the National Academy of Sciences of the United States of America* 68, no. 6, (June 1971): 1264–68.

S. Bhasin et al., "The Effects of Supraphysiologic Doses of Testosterone on Muscle Size and Strength in Normal Men," *New England Journal of Medicine* 335, no. 1 (July 4, 1996): 1–7.

T. W. Burns et al., "Pharmacological Characterizations of Adrenergic Receptors in Human Adipocytes," *Journal of Clinical Investigation* 67, no. 2 (February 1981): 467–75.

I. Smilios et al., "Hormonal Responses After Resistance Exercise Performed with Maximum and Submaximum Movement Velocities," *Applied Physiology, Nutrition, and Metabolism* 39, no. 3 (March 2014): 351–57.

B. C. Nindl et al., "Twenty-Hour Growth Hormone Secretory Profiles After Aerobic and Resistance Exercise," *Medicine and Science in Sports and Exercise* 46, no. 10 (October 2014): 1917–27.

A. D. Kriketos et al., "Exercise Increases Adiponectin Levels and Insulin Sensitivity in Humans," *Diabetes Care* 27, no. 2 (February 2004): 629–30.

T. J. Saunders et al., "Acute Exercise Increases Adiponectin Levels in Abdominally Obese Men," *Journal of Nutrition and Metabolism* 2012 (2012), article ID: 148729.

L. A. Leiter, M. Grose, J. F. Yale, E. B. Marliss, "Catecholamine Responses to Hypocaloric Diets and Fasting in Obese Human Subjects," *American Journal of Physiology* 247, no. 2, pt. 1 (August 1, 1984): E190–97.

K. Y. Ho et al., "Fasting Enhances Growth Hormone Secretion and Amplifies the Complex Rhythms of Growth Hormone Secretion in Man," *Journal of Clinical Investigation* 81, no. 4 (April 1988): 968–75.

S. Taheri et al., "Short Sleep Duration Is Associated with Reduced Leptin, Elevated Ghrelin, and Increased Body Mass Index," *PLoS Medicine* 1, no. 3 (December 2004): e62, http://journals.plos.org/plosmedicine/article?id=10.1371/journal.pmed.0010062.

K. Spiegel, E. Tasali, P. Penev, and E. Van Cauter, "Sleep Curtailment in Healthy Young Men Is Associated with Decreased Leptin Levels, Elevated Ghrelin Levels, and Increased Hunger and Appetite," *Annals of Internal Medicine* 141, no. 11 (December 2004): 846–50.

R. L. Batterham et al., "Critical Role for Peptide YY in Protein-Mediated Satiation and Body-Weight Regulation," *Cell Metabolism* 4, no. 3 (September 2006): 223–33.

K. L. Knutson, "Does Inadequate Sleep Play a Role in Vulnerability to Obesity?," *American Journal of Human Biology* 24, no. 3 (May 2012): 361–71.

P. T. Williams, "Evidence for the Incompatibility of Age-Neutral Overweight and Age-Neutral Physical Activity Standards from Runners," *American Journal of Clinical Nutrition* 65, no. 5 (May 1997): 1391–96.

M. J. Cartwright, T. Tchkonia, and J. L. Kirkland, "Aging in Adipocytes: Potential Impact of Inherent, Depot-Specific Mechanisms," *Experimental Gerontology* 42, no. 6 (June 2007): 463–71.

第十章　控制脂肪的第一步：你可以怎麼做

D. Zeevi et al., "Personalized Nutrition by Prediction of Glycemic Responses," *Cell* 163, no. 5 (November 19, 2015): 1079–94.

A. D. Kriketos et al., "Exercise Increases Adiponectin Levels and Insulin Sensitivity in Humans," *Diabetes Care* 27, no. 2 (February 2004): 629–30.

L. J. Goodyear and B. B. Kahn, "Exercise, Glucose Transport, and Insulin Sensitivity," *Annual Review of Medicine* 49 (February 1998): 235–61.

E. R. Ropelle et al., "IL-6 and IL-10 Anti-Inflammatory Activity Links Exercise to Hypothalamic Insulin and Leptin Sensitivity Through IKKb and ER Stress Inhibition," *PLoS Biology* 8, no. 8 (August 24, 2010): e1000465.

D. J. Dyck, "Leptin Sensitivity in Skeletal Muscle Is Modulated by Diet and Exercise," *Exercise and Sport Sciences Reviews* 33, no. 4 (October 2005): 189–94.

K. Y. Ho et al., "Fasting Enhances Growth Hormone Secretion and Amplifies the Complex Rhythms of Growth Hormone Secretion in Man," *Journal of Clinical Investigation* 81, no. 4 (April 1988): 968–75.

G. Frühbeck et al., "Regulation of Adipocyte Lipolysis," *Nutrition Research Reviews* 27, no. 1 (June 2014): 63–93.

M. L. Hartman et al., "Augmented Growth Hormone (GH) Secretory Burst Frequency and Amplitude Mediate Enhanced GH Secretion During a Two-Day Fast in Normal Men," *Journal of Clinical Endocrinology and Metabolism* 74, no. 4 (April 1992): 757–65.

A. F. Muller et al., "Ghrelin Drives GH Secretion During Fasting in Man," *European Journal of Endocrinology* 146, no. 2 (February 2002): 203–7.

J. E. Ahlskog, Y. E. Geda, N. R. Graff-Radford, and R. C. Petersen, "Physical Exercise as a Preventive or Disease-Modifying Treatment of Dementia and Brain Aging," *Mayo Clinic Proceedings* 86, no. 9 (September 2011): 876–84.

L. Davidsen, B. Vistisen, and A. Astrup, "Impact of the Menstrual Cycle on Determinants of Energy Balance: A Putative Role in Weight Loss Attempts," *International Journal of Obesity* 31, no. 12 (December 2007): 1777–85.

R. R. Wing and J. O. Hill, "Successful Weight Loss Maintenance," *Annual Review of Nutrition* 21 (2001): 323–41.

R. R. Wing and S. Phelan, "Long-Term Weight Loss Maintenance," *American Journal of Clinical Nutrition* 82, no. S1 (July 2005): 222S–225S.

M. L. Butryn, V. Webb, and T. A. Wadden, "Behavioral Treatment of Obesity," *Psychiatric Clinics of North America* 34, no. 4 (December 2011): 841–59.

J. G. Thomas et al., "Weight Loss Maintenance for 10 Years in the National Weight Control Registry," *American Journal of Preventive Medicine* 46, no. 1 (January 2014): 17–23.

第十一章　以意志力戰勝脂肪

Ancel Keys, Josef Brozek, Austin Henschel, Olaf Mickelsen, and Henry Longstreet Taylor, *The Biology of Human Starvation* (Minneapolis: University of Minnesota Press, 1950).

L. M. Kalm and R. D. Semba, "They Starved So That Others Be Better Fed: Remembering Ancel Keys and the Minnesota Experiment," *Journal of Nutrition* 135, no. 6 (June 1, 2005): 1347–52.

M. Rosenbaum et al., "Leptin Reverses Weight Loss-Induced Changes in Regional Neural Activity Responses to Visual Food Stimuli," *Journal of Clinical Investigation* 118, no. 7 (July 2008): 2583–91.

M. Muraven, "Building Self-Control Strength: Practicing Self-Control Leads to Improved Self-Control Performance," *Journal of Experimental Social Psychology* 46, no. 2 (March 1, 2010): 465–68.

L. H. Sweet et al., "Brain Response to Food Stimulation in Obese, Normal Weight, and Successful Weight Loss Maintainers," *Obesity* 20, no. 11 (November 2012): 2220–25.

S. M. McClure, D. I. Laibson, G. Lowenstein, and J. D. Cohen, "Separate Neural Systems Value Immediate and Delayed Monetary Rewards," *Science* 306, no. 5695 (October 15, 2004): 503–7.

T. Bradford Bitterly, Robert Mislavsky, Hengchen Dai, and Katherine L. Milkman, "Want–Should Conflict: A Synthesis of Past Research," in *The Psychology of Desire*, ed. Wilhelm Hoffman and Loran Nordgren (New York: Guilford Press, 2015).

H. Dai, K. L. Milkman, D. A. Hofmann, and B. R. Staats, "The Impact of Time at Work and Time Off from Work on Rule Compliance: The Case of Hand Hygiene in Health Care," *Journal of Applied Psychology* 100, no. 3 (May 2015): 846–62.

M. Muraven and R. F. Baumeister, "Self-Regulation and Depletion of Limited Resources: Does Self-Control Resemble a Muscle?," *Psychological Bulletin*, 126, no. 2 (March 2000), 247–59.

R. F. Baumeister, E. Bratslavsky, M. Muraven, and D. M. Tice, "Ego Depletion: Is the Active Self a Limited Resource?," *Journal of Personality and Social Psychology* 74, no. 5 (May 1998): 1252–65.

D. M. Tice, R. F. Baumeister, D. Shmueli, and M. Muraven, "Restoring the Self: Positive Affect Helps Improve Self-Regulation Following Ego Depletion," *Journal of Experimental Social Psychology* 43 (2007): 379–84.

Christine Haughney, "When Economy Sours, Tootsie Rolls Soothe Souls," *New York Times*, March 23, 2009.

K. L. Milkman, "Unsure What the Future Will Bring? You May Overindulge: Uncertainty Increases the Appeal of Wants over Shoulds," *Organizational Behavior and Human Decision Processes* 119, no. 2 (November 2012) 163–76.

M. Muraven, D. M. Tice, and R. F. Baumeister, "Self-Control as Limited Resource: Regulatory Depletion Patterns," *Journal of Personality and Social Psychology* 74, no. 3 (March 1998): 774–89.

G. Charness and U. Gneezy, "Incentives to Exercise," *Econometrica* 77, no. 3 (May 2009), 909–31.

第十二章　控制脂肪的第二步：我如何實行

K. Van Proeyen et al., "Training in the Fasted State Improves Glucose Tolerance During Fat-Rich Diet," *Journal of Physiology* 588, pt. 21 (November 1, 2010): 4289–302.

M. A. Alzoghaibi, S. R. Pandi-Perumal, M. M. Sharif, and A. S. BaHammam, "Diurnal Intermittent Fasting During Ramadan: The Effects on Leptin and Ghrelin Levels," *PLoS One* 9, no. 3 (March 17, 2014): e92214.

第十三章　脂肪的未來

P. A. Zuk et al., "Multi-Lineage Cells from Human Adipose Tissue: Implications for Cell-Based Therapies," *Tissue Engineering* 7, no. 2 (April 2001): 211–26.

S. Lendeckel et al., "Autologous Stem Cells (Adipose) and Fibrin Glue Used to Treat Widespread Traumatic Calvarial Defects: Case Report," *Journal of Cranio-Maxillo-Facial Surgery* 32, no. 6 (December 2004): 370–73.

C. Di Bella, P. Farlie, and A. J. Penington, "Bone Regeneration in a Rabbit Critical-Sized Skull Defect Using Autologous Adipose-Derived Cells," *Tissue Engineering. Part A* 14, no. 4 (April 2008): 483–90.

E. Alt et al., "Effect of Freshly Isolated Autologous Tissue Resident Stromal Cells on Cardiac Function and Perfusion Following Acute Myocardial Infarction," *International Journal of Cardiology* 144, no. 1 (September 24, 2010): 26–35.

S. S. Collawn et al., "Adipose-Derived Stromal Cells Accelerate Wound Healing in an Organotypic Raft Culture Model," *Annals of Plastic Surgery* 68, no. 5 (May 2012): 501–4.

C. Nie et al., "Locally Administered Adipose-Derived Stem Cells Accelerate Wound Healing Through Differentiation and Vasculogenesis," *Cell Transplant* 20, no. 2 (2011): 205–16.

Fred Tasker, "Patients Own Fat Cells Plump up Face, Breasts, Buttocks," *Miami Herald*, September 2, 2011.

Brett Flashnick, "Doctors Wary of Perry's Stem Cell Treatment," Associated Press, August 20, 2011, http://www.boston.com/news/nation/articles/2011/08/20/doctors_wary_of_perrys_stem_cell_treatment/?page=full.

國家圖書館出版品預行編目資料

脂肪的祕密生命：最不爲人知的器官脂肪背後的科學與它對身體的影響 / 席薇亞・塔拉(Sylvia Tara)著；張馨方譯. -- 初版. -- 臺北市：商周出版：家庭傳媒城邦分公司發行, 2017.03
面； 公分. -- (科學新視野；134)
譯自：The secret life of fat : the science behind the body's least understood organ and what it means for you
ISBN 978-986-477-190-5(平裝)

1.健康法 2.油脂 3.脂肪組織

411 106000937

科學新視野 134

脂肪的祕密生命：最不為人知的器官脂肪背後的科學與它對身體的影響

作　　者／席薇亞・塔拉博士（Sylvia Tara PhD）
譯　　者／張馨方
企 畫 選 書／羅珮芳
責 任 編 輯／羅珮芳

版　　權／黃淑敏、林心紅、翁靜如
行 銷 業 務／莊英傑、周佑潔、黃崇華、張媖茜
總　編　輯／黃靖卉
總　經　理／彭之琬
事業群總經理／黃淑貞
發　行　人／何飛鵬
法 律 顧 問／元禾法律事務所王子文律師
出　　版／商周出版
台北市104民生東路二段141號9樓
電話：(02) 25007008　傳眞：(02)25007759
E-mail：bwp.service@cite.com.tw
發　　行／英屬蓋曼群島商家庭傳媒股份有限公司城邦分公司
台北市中山區民生東路二段141號2樓
書虫客服服務專線：02-25007718；25007719
服務時間：週一至週五上午09:30-12:00；下午13:30-17:00
24小時傳眞專線：02-25001990；25001991
劃撥帳號：19863813；戶名：書虫股份有限公司
讀者服務信箱：service@readingclub.com.tw
城邦讀書花園 www.cite.com.tw
香港發行所／城邦（香港）出版集團
香港灣仔駱克道193號東超商業中心1F E-mail: hkcite@biznetvigator.com
電話：(852) 25086231　傳眞：(852) 25789337
馬新發行所／城邦（馬新）出版集團【Cite (M) Sdn Bhd】
41, Jalan Radin Anum, Bandar Baru Sri Petaling,
57000 Kuala Lumpur, Malaysia.
電話：(603) 90578822　傳眞：(603) 90576622
Email: cite@cite.com.my

封 面 設 計／廖韡
內 頁 排 版／立全電腦印前排版有限公司
印　　刷／中原造像股份有限公司
經　　銷／聯合發行股份有限公司 電話：(02) 29178022 傳眞：(02)2911-0053
新北市231新店區寶橋路235巷6弄6號2樓

■2017年3月 2 日初版
■2020年4月22日初版7刷
定價360元

Printed in Taiwan

城邦讀書花園
www.cite.com.tw

 ISBN 978-986-477-190-5